Christian Reiland
Nullpunkt-Heilung

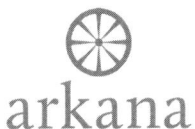

arkana

Christian Reiland

Nullpunkt-Heilung

Die neue Dimension
der Quantenheilung

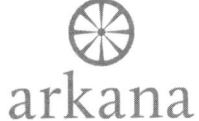

arkana

Die Nullpunkt-Heilung ist kein Ersatz für eine medizinische oder psychotherapeutische Behandlung. Sprechen Sie mit Ihrem Arzt oder Therapeuten, bevor Sie die Nullpunkt-Heilung als Selbsthilfeinstrument bei einer Beschwerde mit Krankheitswert anwenden. Setzen Sie die Nullpunkt-Heilung nicht alternativ, sondern zusätzlich zu einer professionellen Behandlung ein.

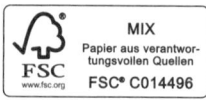

MIX
Papier aus verantwor-
tungsvollen Quellen
FSC® C014496

Verlagsgruppe Random House FSC-DEU-0100
Das für dieses Buch verwendete
FSC®-zertifizierte Papier *EOS*
liefert Salzer Papier, St. Pölten, Austria.

1. Auflage
Originalausgabe
© 2012 Arkana, München
in der Verlagsgruppe Random House GmbH
Lektorat: Ralf Lay
Umschlaggestaltung: Uno Werbeagentur, München
Umschlagmotiv: FinePic®, München
Satz: KompetenzCenter, Mönchengladbach
Druck und Bindung: Friedrich Pustet KG, Regensburg
Printed in Germany
978-3-442-34120-7

www.arkana-verlag.de

Inhalt

Vorwort

Hallo liebe Leserin, hallo lieber Leser,
warum stolpern manche Menschen von einer Problemphase in die nächste? Wieso stecken nicht wenige unserer Zeitgenossen in Dauerkrisen fest, die sie jahrelang belasten und das Leben für sie zu einem *Über*leben machen? Werden sie vom Pech verfolgt oder ist das bloßer Zufall? Weder – noch! Das Buch in deinen Händen gibt uns die Antwort: Es liegt an ihrem gegenwärtigen Bewusst-Sein.

Als ich das Manuskript dazu das erste Mal zu Gesicht bekam, war ich sofort fasziniert von dem Weg aus der Krise, den mein befreundeter und geschätzter Kollege Christian Reiland darin beschreibt. Ebenso faszinierend empfand ich die »Geburt« von Christians neuem Werk.

Lass mich dazu etwas ausholen: Ich lernte Christian im Jahr 2010 kennen. Zuvor war mir bereits sein Buch *LOA* bekannt (eines der umfangreichsten und informativsten Werke zum Thema »Gesetz der Anziehung« oder *Law Of Attraction*), das mir Einsichten vermittelte, die mir auf meinem bisherigen Lebensweg sehr weitergeholfen haben. Nicht anders ging es mir mit seinem Nachfolgewerk *Lass los und finde das Glück in dir*.

Anfang 2011 gründeten wir, gemeinsam mit anderen Autoren und Mentaltrainern, die Interviewplattform *www.spiritunlimited.de*. Während dieser Zeit lernte ich Christian als sehr freundlichen und tiefgründigen Men-

schen kennen, der stets offen war für Neues. In den vergangenen Monaten bemerkte ich zudem, dass diese Tiefe
eine neue Dimension erreichte. Zweifellos fand ein inneres
Wachstum in ihm statt und zeigte sich im Außen in Form
einer neuen Leichtigkeit, die seine bisherige Gelassenheit
noch übertraf.

In dieser Zeit entwickelte Christian ein neues Konzept für eine erfülltere und krisenfreiere Lebensgestaltung,
das ohne Umwege zum Kern führt: die ›Nullpunkt-
Heilung‹.

Es geht bei diesem Konzept um die Vermittlung einer
ganzheitlichen Sicht, die ich gern kurz beschreiben möchte:
Wir alle sind Teil einer allumfassenden Einheit, die ich
persönlich »Alles-was-ist« nenne. Zugegeben, diese Sicht-
weise kann zunächst fremdartig erscheinen, da wir doch
in einer dualen oder auch polaren Welt leben, in der wir
Dinge als voneinander getrennt erfahren. So wissen wir
zum Beispiel, dass unsere Mutter Erde zwei Erdpole hat.
Diese Betrachtungsweise ergibt sich aus unserem Polari-
tätsbewusstsein.

Ein ganzheitliches Bewusstsein hingegen erkennt, dass
die Erdpole nicht voneinander getrennt, sondern durch die
Erdoberfläche miteinander verbunden und somit *eins* sind.
Heraklit sagte dazu schon vor zweieinhalbtausend Jahren
sehr treffend: »Die Menschen sehen nicht, dass alles, was
sich widerspricht, dadurch mit sich in Einklang kommt.«
Und der Physiker Niels Bohr drückte das Nichtvorhan-
densein der Polarität so aus: »Das Gegenteil jeder großen
Wahrheit ist genauso wahr.«

Einerseits sind wir alle ein Teil dieser vollkommenen
Einheit, andererseits sind wir uns dieser Tatsache nicht

vollständig bewusst und stecken in der »Illusion des Getrenntseins« fest. Und das kann bisweilen recht beschwerlich sein. So entstehen zum Beispiel Ängste immer dann, wenn wir uns getrennt fühlen vom »Alles-was-ist«.

Im Einheitsbewusstsein gibt es keinen Grund, Angst zu empfinden, denn die Vollkommenheit darin schließt alle scheinbaren Gegensätze wie »richtig und falsch«, »gut und böse«, »glücklich und ängstlich«, »liebevoll und hasserfüllt« ein. Das Leben ist weder gerecht noch ungerecht, es *ist*. Shakespeare erkannte dies auch, als er sagte: »Denn an sich ist nichts weder gut noch schlimm; das Denken macht es erst dazu.«

Christians Buch bringt diese Wahrheit auf den (Null-) Punkt. Es ist kein wirklichkeitsfremdes Elaborat, das dich mit trockener Theorie konfrontiert – im Gegenteil ist es vielmehr ein praxisorientiertes und alltagstaugliches Übungsbuch.

Was nutzt es uns, wenn man uns altbekannte Sätze sagt wie »Überwinde deine Krise«, »Lebe im Hier und Jetzt« oder »Sei in deiner Mitte«, ohne die Frage nach dem *Wie* zu beantworten? Denn darum geht es doch: Wie stellen wir das überhaupt an? Mit allgemeinen Ratschlägen ist da niemandem geholfen. Das wäre so, als würden ein Kampfkunsttrainer, ein Fahrlehrer und ein Sprachlehrer nur sagen: »Lerne Kung-Fu, lerne Autofahren, lerne Chinesisch« – ohne uns dafür Methoden an die Hand zu geben. Da können wir uns diese Trainer und Lehrer auch gleich sparen.

Wie meistern wir kritische Situationen, wie lassen wir negative Gedanken los, wie nehmen wir uns urteilslos an, wie entfalten wir unser wahres Potenzial und wie lösen wir uns von unseren inneren Ängsten? Das ist es doch, was wir wissen wollen: *wie man das macht!* Und genau das lernen wir mit der Nullpunkt-Heilung.

Ach ja, ich heiße übrigens Goran Kikic, bin Autor der Buchreihe *Das glückliche Taschenbuch* und wünsche dir nun viel Lesevergnügen und zahlreiche neue Erkenntnisse mit Christians neuem Werk.

Goran Kikic
www.gorankikic.de

Einleitung

»Jenseits aller Vorstellungen von Richtig und Falsch liegt ein Feld. Dort wollen wir uns treffen.«

Rumi

Liebe Leserin, lieber Leser,

für viele Autoren ist das Vorwort bzw. die Einleitung die größte Herausforderung beim Schreiben eines Buches. Was das Vorwort betrifft, habe ich es mir diesmal leicht gemacht und einen befreundeten Kollegen damit »beauftragt«. Herzlichen Dank, Goran!

So kann ich dir zur Einleitung gleich ein wenig über die Entstehung dieses Buches erzählen. Doch sicherlich hast du nichts dagegen, dass wir zur Einstimmung zuvor kurz einmal »mitten ins Geschehen« eintreten?

Nimm dir ein paar Minuten Zeit für dich allein und sprich einfach einmal die folgenden Sätze langsam laut aus, gefolgt von jeweils einem tiefen Atemzug.

»Was auch immer geschah, gerade geschieht und noch geschehen wird, dient einem höheren göttlichen Plan.«
»Auch das geht vorbei.«
»Es gibt immer einen (Aus-)Weg.«
»Wenn ich springe, wird ein Netz erscheinen – immer.«

»Alles regelt sich in göttlicher Ordnung.«

»Alles regelt sich zu meinem und zum Wohle aller.«

»Für mich ist in jeder Hinsicht immer gesorgt.«

»Alles, was ich wirklich brauche, ist bereits da.«

»Egal, welchen Weg ich auch wähle und gehe, es ist der richtige.«

»Gleich, welche Entscheidung ich auch treffe, es ist die richtige.«

»Was immer ich auch tue, ist, was geschehen soll.«

»Ich habe alle Zeit der Welt.«

»Ich bin immer zur richtigen Zeit am richtigen Ort.«

Okay. Wie fühlst du dich jetzt? Welcher Satz hat die stärksten positiven Gefühle bei dir ausgelöst? Welcher hatte für dich die meiste »Power«? Notiere diesen. Sicherlich kannst du ihn in der einen oder anderen Situation noch gut gebrauchen.

Nimm weiterhin einmal an, all diese Sätze wären für die nächsten drei Minuten absolut gültig für dich – hundertprozentige Kongruenz, ohne Wenn und Aber. In welchem emotionalen Zustand würdest du dich in dieser Zeitspanne befinden? Wo wärst du, dein Bewusst-Sein betreffend, räumlich? Wo zeitlich?

Ich mag mich irren, aber gehen deine Antworten auf die drei Fragen nicht in Richtung »Vertrauen« für die erste? »Hier« für die zweite? Und »Jetzt« für die dritte?

Ich persönlich nenne diese Art von Sätzen »Vertrauenssätze«, und mehrere zusammen bilden ein »Vertrauenssystem«. Was denkst du? Wäre es nicht erstrebenswert, ein solches Vertrauenssystem dauerhaft zur Verfügung zu haben? Und wenn ich dir sage, dass jede Nullpunkt-Heilung

einen kleineren oder größeren Teil dazu beitragen wird –
wäre das nicht unglaublich motivierend für dich?

Und nun schau dir einmal die folgenden Sätze genau an.

»Et es, wie et es.« (Es ist, wie es ist.)
»Et kütt, wie et kütt.« (Es kommt, wie es kommt.)
»Et hät noch immer joot jejange.« (Es ist bisher noch immer
  gutgegangen.)
»Wat fott es, es fott.« (Was fort ist, ist fort.)
»Et bliev nix, wie et wor.« (Es bleibt nichts, wie es war.)

Als mir diese fünf ersten »Artikel« des »Rheinischen« bzw.
»Kölschen Grundgesetzes« kurz vor Fertigstellung des
Manuskripts zu Augen und Ohren kamen, war mir sofort
klar, dass sie unbedingt im Buch erscheinen müssen. Warum?

Nun. Am besten lies noch einmal die Sätze, und dann
stell dir vor, sie wären für dich gültig.

Zugegeben, bis auf den dritten sind es nur bedingt Vertrauenssätze, doch ermöglichen sie nicht im hohen Maße
ein Leben im Jetzt? Ich bin mir sicher, dass diese Lebens-
einstellungen, die man im Allgemeinen den Kölnern nach-
sagt, die Basis bilden für Eigenschaften wie Humor, Opti-
mismus, Flexibilität, Loslassenkönnen und Lebenslust,
wie sie im Prinzip auch durch die Nullpunkt-Heilung
gefördert werden können. Hast du also »Bock« auf mehr
Zufriedenheit und Freude im Leben, dann gib ihr und dir
eine Chance.

Mehr im Vertrauen, mehr im Hier, mehr im Jetzt! Bist
du bereit dafür?

Zur Entstehung dieses Buches

Nachdem ich das Buch *Lass los und finde das Glück in dir* geschrieben hatte, widmete ich mich intensiver als je zuvor dem Thema »Heilung«. Zu dieser Zeit begannen im deutschsprachigen Raum Bücher, die Wörter wie »Quanten« oder »Matrix« im Titel haben, die Bestsellerlisten zu füllen. Auch ich wurde von dieser Begeisterung angesteckt, erkannte jedoch schon bald, dass dies nicht mein (alleiniger) Weg sein sollte.

Ich trennte mich erst einmal geistig von diesen »neuen« Methoden und suchte in meinem eigenen Potenzial nach Antworten, die ich dann ähnlich einem Puzzle zusammenfügte. Dass das, was ich schon als fertiges Bild erkannt hatte, lediglich ein Teil eines übergeordneten Puzzles war, wurde mir bewusst, als ich Mitte 2010 über das Internet zu einigen Audios von einem spirituellen Lehrer mit dem Namen Arjuna Ardagh[1] kam. Nachdem ich sicherlich zwanzig Stunden seines kostenlosen Audiomaterials und auch eins seiner Bücher studiert hatte, wusste ich, dass ich nun weitere Puzzlestücke besaß.

Arjuna sieht, wie auch Eckhart Tolle, in der Kraft des *Jetzt* das eigentliche Potenzial des Menschen. Denn nur im »Jetzt« sind wir mit dieser Urkraft verbunden. Arjuna nennt sie »Präsenz«, ich würde sie »das Göttliche« nennen. Diesen Bewusstseinszustand kann man meines Erachtens am besten mit »Sein« bezeichnen.

Des Weiteren ist für ihn das Auflösen von *Polaritäten* auf der Glaubenssatzebene (zum Beispiel: »Ich bin schlecht – ich bin gut«) ein wichtiger Schritt zur persönlichen Freiheit.

Ein geeignetes »Werkzeug« für die Arbeit mit Polaritäten war nun das nächste Teil des Puzzles. Mindestens sechs Vorgehensweisen schafften es dabei in die engere Wahl, doch bin ich auf jede von ihnen schon in meinen früheren Büchern eingegangen, und für die aktuelle Situation brauchte ich etwas Aktuelles, Maßgeschneidertes.

Etwas Neues musste also her, und so traf ich die Entscheidung, ein eigenes Muster zu entwickeln. Dieses sollte neben Aspekten des Energetischen Korrigierens (Ende 2010 absolvierte ich die ersten beiden Levels der Yuen-Methode bei meinem geschätzten Kollegen Roland Kenzler[2]) auch Elemente von früher gelernten Ansätzen enthalten und speziell auf die Arbeit mit Polaritäten abgestimmt sein.

Im Mai 2011 gab mir Roland dann die Gelegenheit, mein Konzept auf einer seiner Fortbildungen vorzustellen. Das Feedback war ausnahmslos sehr positiv, und damit hatte es eine erste Bewährungsprobe bestanden.

Eine erste Schreibblockade brachte mich dazu, nochmals über den Schwerpunkt des Buches nachzudenken. Heilung (emotional wie auch körperlich) war, wie schon erwähnt, meine erste diesbezügliche Intention.

Mein befreundeter Kollege Goran Kikic war es schließlich, der mich auf den rechten Weg brachte. Da er selbst ein Buch zum Thema »Krisenbewältigung« auf seiner Liste habe, könnte dies doch ebenfalls der Kern des meinen sein. Gern würde er dazu auch noch das Vorwort schreiben.

Nach diesem Impuls dachte ich, mein Puzzle sei endlich vollständig und das Schreiben des Buchs nur eine Angelegenheit von wenigen Wochen.

Ich buchte einen dreiwöchigen Urlaub in meinem Stammhotel auf Fuerteventura – doch alles, was dabei herauskam,

waren drei Seiten Einleitung und ein Exposé für meinen
Verlag. Danach ging nichts mehr – Schreibblockade Nume-
ro zwei!

Nach dem Motto »Im Zweifelsfalle erst einmal entspannen!« bearbeitete ich bezüglich meines Buchprojekts die
Polaritäten »Getrennt sein – verbunden sein«, »Nicht vertrauen – vertrauen«, »Buch nicht schreiben – Buch schreiben« und »No-Seller schreiben – Bestseller schreiben« …
und hatte einen wunderschönen entspannten Resturlaub.
Das Buchprojekt jedoch lag erst mal wieder auf der langen
Bank.

Zurück in Deutschland, erhielt ich von meiner Verlags-
lektorin die Nachricht, aus meinem Exposé sei nicht klar
genug herauszulesen, um was es in meinem Buch eigentlich gehe, woran auch eine folgende »Verdeutlichung« meinerseits nichts änderte.

Da mir damit schließlich meine letzten Prozente von
Unklarheit und innerem Widerstand gespiegelt wurden,
ging es weiter mit der Selbsterforschung: Sollte dieses Buch
vielleicht erst 2012 erscheinen, unter anderem weil »2012«
dem Maya-Kalender zufolge ein ganz besonderes Jahr werden soll? – Nicht wirklich!

Hatte ich doch in meinem Exposé sechs verschiedene
Titeloptionen angeboten, was sicherlich keine Klarheit
meinerseits signalisierte. War ich trotz des positiven Feed-
backs noch nicht gänzlich von meinem Konzept überzeugt?
»Zweifel haben – überzeugt sein«: Die Auflösung dieser
Polarität wäre damals im Hinblick auf die Nullpunkt-Heilung sicherlich hilfreich gewesen.

Meine Intuition riet mir, nichts erzwingen zu wollen,
und ich beschäftigte mich in den folgenden zwei, drei

Monaten vor allem mit einem anderen Buchprojekt, bei dem es um Klarträumen und Traumprogrammierung gehen wird. Dabei machte ich in dieser Zeit auch Fortschritte, was dieses Buch betrifft: Ich legte mich fest auf den Buchtitel *Zero Point Transformation*, Untertitel: *Raus aus der Krise – rein ins Jetzt!*, die Bezeichnung der Methode lautete wie der Buchtitel »Zero Point Transformation«. Und ich entwickelte ein ergänzendes Muster zur Polaritätsverschmelzung, indem ich Ansätze aus dem NLP mit der 2-Punkt-Methode kombinierte.*

Während ich nun diese Zeilen schreibe, ist es Oktober 2011, und wieder sitze ich auf meiner Terrasse meines Zimmers auf Fuerteventura, allerdings mit dem Unterschied, dass ich diesmal den morgigen Tag kaum erwarten kann, um weiterzuschreiben.

Okay, ein wenig geht noch – es ist ja erst kurz nach Mitternacht.

Sicherlich kann ich die vergangenen Monate nicht als »Krisenzeit« bezeichnen. Im Gegenteil. Sie gaben mir die Möglichkeit, mich um andere Projekte zu kümmern, das Nullpunkt-Heilungskonzept zu verbessern, und sie sind letztlich, was dieses Buch betrifft, ein Gewinn. Denn trotz der vorübergehenden Schreibblockade war ich durchweg ausgeglichen und hatte tiefes Vertrauen, was sicherlich auch ein Resultat meiner Polaritätsarbeit war.

---

* NLP ist die Abkürzung für »Neuro-Linguistisches Programmieren«. Es beschreibt die Regeln, nach denen unsere Kommunikation funktioniert. Die 2-Punkt-Methode hat ihren Ursprung in der hawaiianischen Huna-Lehre. Dort hieß sie »Kahi« (»magische Berührung« bzw. »Einssein«). Mit ihrer Hilfe ist es möglich, den Körper in einen Entspannungszustand zu versetzen.

»Gut Ding will Weile haben« ist eine Weisheit, die sich doch meist bestätigt.

Die Titelfindung

Aus *Zero Point Transformation* wurde *Nullpunkt-Heilung*, ein Vorschlag meiner Lektorin, mit dem ich zugegebenermaßen erst ein wenig haderte. »Nullpunkt«, schlicht die deutsche Übersetzung von »Zero Point«, war dabei weniger das Problem, »Transformation« durch »Heilung« zu ersetzen allerdings schon eher.

Rückblickend, ich schreibe diese Zeilen Anfang April 2012 bei der letzten Überarbeitung des Manuskripts, ist es wohl meine eigene Grundschwingung für »Heilung« gewesen, die so stark war, dass sie sich letztlich im endgültigen Buchtitel wiederfinden musste.

Mittlerweile bin ich begeistert von dem neuen Titel, und das nicht nur, weil viele meiner »Zero Point Transformation«-Seminarteilnehmer und -teilnehmerinnen die neue Bezeichnung toll finden. Das Wort »Heilung« beschreibt in seiner Grundbedeutung auch das Ziel des Nullpunkt-Heilungsprozesses wesentlich besser, nämlich die *Ganzwerdung*.

Vor *Nullpunkt-Heilung. Die neue Dimension der Quantenheilung* gab es neben *Zero Point Transformation. Raus aus der Krise – Rein ins Jetzt!* noch weitere Titelideen, wie *JETZT oder NIE!*, *Der Polaritäts-Code*, *Raus aus der Polarität – Rein ins Jetzt!*, *Polarity-Transformation*, *Zero Point (Polarity) Healing* oder *LOP (Law of Polarity) – Das Gesetz der Polarität*. Und Untertitel: *Die universelle* (oder:

universale) *Bedienungsanleitung für das Goldene Zeitalter* oder *Heilungswege im* (oder: *für das*) *Goldene(n) Zeitalter*. »Zero Point/Nullpunkt«, »Transformation«, »Krise«, »*Jetzt*«, »Polarität«, »Heilung« und »Goldenes Zeitalter« waren und sind dementsprechend die Schlüsselworte für das, worum es in diesem Buch gehen sollte und letztlich auch geht. Auf jedes und auch auf weitere werde ich nach und nach eingehen, wobei ich mich allerdings auf das Wesentliche beschränken möchte.

Solltest du meine Bücher kennen, so ist dir eventuell auch aufgefallen, dass dieses hier vom Umfang her in keiner Weise an die bisherigen heranreicht. Dies war jedoch von Anfang an durchaus meine Absicht, da ich vollkommen davon überzeugt bin, dass Veränderungsarbeit auf den höheren bzw. tieferen Ebenen nicht kompliziert und aufwendig sein sollte, sondern einfach und effizient und natürlich-effektiv. Dazu sollte dieses Buch nicht mehr als 200 Seiten umfassen. Eine Herausforderung war dies für mich schon.

Für mich hat es sich gelohnt, sie anzunehmen. Und ich hoffe sehr, dass auch du viel Freude beim Lesen und Erfolg beim Experimentieren hast!

Christian Reiland

Die Geschichte vom Regenmacher

In einem Dorf hatte es lange nicht geregnet. Alle Gebete und Prozessionen hatten nichts genützt, der Himmel blieb verschlossen. Die Menschen gerieten immer mehr in Verzweiflung und Angst. In der größten Not wandte sich das Dorf an einen Regenmacher. Dieser kam und war von dem verstörten Geisteszustand und der Angst der Menschen erschüttert.

Er bat um eine Hütte am Dorfrand, um zu meditieren. Man sollte ihm täglich Nahrung bringen und ihn nicht weiter stören, damit er für das Dorf beten könne. Dann schickte er die Leute wieder zu ihrer täglichen Arbeit. Die Menschen beruhigten sich immer mehr, aber auch nach Tagen kam immer noch kein Regen.

Erst am fünften Tag trat der Regenmacher aus der Hütte, weil Wolken am Himmel waren und es zu regnen begann. Die Menschen kamen jubelnd zur Hütte des Regenmachers, um ihn zu feiern und nach seinem Geheimnis zu fragen.

Er aber antwortete ihnen: »Ich kann keinen Regen machen.«

»Aber es regnet doch«, sagten die Leute.

Der Regenmacher erklärte ihnen: »Als ich in euer Dorf kam, sah ich die äußere und innere Unordnung. Ich ging in die Hütte und brachte mich selber in Ordnung.

Als ich in Ordnung war, kamt auch ihr wieder in Ordnung, und als ihr in Ordnung wart, kam auch die Natur in Ordnung, und als die Natur in Ordnung war, hat es geregnet.«[3]

Ein kurzer Überblick

Bevor ich auf die Theorie zu sprechen komme, auf die der Praxisteil dieses Buches aufbaut, gebe ich dir hier zunächst einmal einen kurzen Überblick über das, was dich in den einzelnen Kapiteln erwartet.

Kapitel 1 ist der theoretische Teil des Buches, dessen Ziel es ist, dich mit den wesentlichen Hintergründen und Thesen des Prozesses vertraut zu machen. Das Bewusstsein für die hier geschilderten Zusammenhänge ist meines Erachtens schon mehr »als die halbe Miete«.

In *Kapitel 2* geht es um die Herstellung einer Verbindung mit deiner Schöpferkraft. Ein Schalter (Anker) wird dich später bei der Nullpunkt-Heilung (NPH) befähigen, dies bewusst und quasi auf Knopfdruck bewerkstelligen zu können.

Kapitel 3: Hier lernst du die drei Zutaten des Nullpunkt-Heilung-Grundrezepts kennen: intuitive Ursachenforschung, Transformation und Verschmelzung. Dies dient der Vorbereitung auf den Prozess und ermöglicht dir einen einfachen Einstieg.

Kapitel 4: Erste Erfahrungen mit dem Nullpunkt-Heilung-Grundrezept kannst du hier mit vier wesentlichen Gegensätzlichkeiten auf der spirituellen und höchsten Ebene machen: »Spirituelle Veränderung – spiritueller Stillstand«, »Nicht an das Göttliche glauben – an das Göttliche glauben«, »Getrennt sein vom Göttlichen – eins sein mit dem Göttlichen«, »Nichtvertrauen in das Göttliche – Vertrauen in das Göttliche«. Danach wirst du vielleicht auch erkennen, dass in diesem Kapitel schon das Wesentliche unseres Themas vermittelt worden ist.

In *Kapitel 5* geht es um weitere über- und untergeordnete Polaritäten und die NPH-K, die Kurzform der Nullpunkt-Heilung.

Kapitel 6 ist Variationen der NPH-K gewidmet, mit denen du die Möglichkeit hast, konkret problem- und/oder zielspezifisch zu arbeiten.

In *Kapitel 7* findest du eine kurze Einführung in die NPH-spezifische Traumprogrammierung (T-NPH). Bei der Traumprogrammierung beauftragt man das Unterbewusstsein ganz gezielt, ein Thema während des Träumens aufzulösen oder zu transformieren, sodass es einem mit der Zeit bessergeht.

Kapitel 8: Hier erhältst du zum Abschluss Anregungen, wie du die Nullpunkt-Heilung auch mit anderen durchführen kannst. Diese Hinweise sollen eine nicht nur für den professionellen Therapeuten oder Berater wertvolle Hilfe sein.

Kapitel 1

Nullpunkt-Heilung-
Bewusstseinsbildung

*»Das wichtigste Resultat aller Bildung ist die Selbst-
erkenntnis.«*

ERNST FREIHERR VON FEUCHTERSLEBEN

Dieses erste Kapitel dient dazu, das Fundament für den
späteren »Nullpunkt-Heilungsprozess« zu legen. Vorweg
noch ein paar Anmerkungen.

Ich bin kein Wissenschaftler, und auch wenn ich mich
im Vorfeld meines LOA-Buchs mit der Quantenphysik
auseinandergesetzt habe, so habe ich, was die Theorien im
Einzelnen betrifft, schon wieder mehr vergessen, als ich je
wusste.

Schon damals erkannte ich, dass es nicht mein Weg ist,
alles, woran ich glaube und an andere weitergebe, wissen-
schaftlich untermauern zu müssen. Solange neue Ansichten,
Theorien und Methoden mich im Herzen berühren und
unterstützend für meinen Lebensplan sein können, ist eine
akademische »Beweispflicht« für mich nicht zwingend. Ob
»Sinn« oder »Unsinn« – letztendlich zählt das gute Ergebnis.

Dieses Buch ist also in erster Linie ein spirituelles, das eventuell auch Ansichten und Theorien enthält, die zunächst Widerstände in dir wecken könnten. Sollte dies geschehen, so lehn dich erst einmal entspannt zurück. Stell dir vor, es sei wie in einem Supermarkt mit vielen Angeboten. Du kannst sie alle anschauen, berühren, ja sogar probieren. Kaufen musst du sie jedoch nicht. Was dir nicht zusagt, kannst du gern wieder zurückstellen.

Überprüfen solltest du jedoch diese möglicherweise neuen Sichtweisen nicht nur danach, ob sie bis ins Letzte theoretisch nachvollziehbar sind, sondern vor allem danach, ob sie dir schaden oder nützen.

Vertrauen, übrigens ein weiterer möglicher Buchtitel, solltest du darauf, dass ein Sinn dahintersteckt, wenn dieses Buch vor dir liegt. Die Wahrscheinlichkeit, dass es dir gerade jetzt und überhaupt »zu-fällt«, ist sicherlich ähnlich hoch wie eine bestimmte Zahlenkombination im Lotto – und doch, wenn man alle Konstellationen überblicken könnte, unvermeidlich.

Da kommt mir gerade eine kleine Anekdote in den Sinn, was das Phänomen des »Zufalls« betrifft.

In der US-Sitcom »The Big Bang Theory« (CBS) geht es in erster Linie um die beiden Physiker Sheldon und Leonard, der eine theoretischer und der andere Experimentalphysiker. In einer Szene sagte Sheldon: »Das war Zufall!«

»Ich dachte, du glaubst nicht an Zufälle?«, wandte Leonard ein.

»Es kann auch ein Zufall sein, wenn ich nicht daran glaube«, lautete Sheldons Antwort.

Zurück zum Vertrauen. Geh davon aus, dass ich irgendetwas in diesem Buch speziell für dich geschrieben habe, was dich in deiner persönlichen und eventuell auch spirituellen Entwicklung weiterbringt – vielleicht ist dies nur *ein* Satz, *eine* Übung oder *ein* Hinweis, um derentwillen sich die Lektüre des Buches aber mehr als lohnt.

Solltest du zu meiner treuen Leserschaft gehören, so kann es durchaus sein, dass dir der eine oder andere inhaltliche Aspekt aus meinen bisherigen Veröffentlichungen schon bekannt vorkommt.

Für mich ist *dieses* Buch jedoch eine eigenständige Arbeit, die meine derzeitige Bewusstseinsebene spiegelt: War *LOA* noch Level 1, *Lass los und finde das Glück in dir* Level 2, so ist *Nullpunkt-Heilung* Level 3, und ich bin schon unheimlich gespannt auf Level 4. *EFT* lasse ich hier mal außen vor, da es darin nicht in erster Linie um Bewusstseinsentwicklung geht.

Vom wahren Glauben

Ein Jünger kam zu einem Meister und klagte: »Meister, jeder Priester und Mönch preist mir seinen Glauben als den allein wahren an und verdammt den der anderen als falsch. Zweifel quält mich, ich weiß nicht, auf wessen Worte ich hören soll.«

Der Meister antwortete: »Deine Zweifel sind begründet. Höre meine Anweisung:

Glaube nichts auf bloßes Hörensagen hin; glaube nicht an Überlieferungen, weil sie alt und durch viele Generationen auf uns gekommen sind; glaube nichts aufgrund von Gerüchten oder weil die Leute viel davon reden; glaube

nicht, bloß weil man dir das geschriebene Zeug-
nis irgendeines alten Weisen vorlegt; glaube nie
etwas, weil Mutmaßungen dafür sprechen oder
weil langjährige Gewohnheit dich verleitet, es
für wahr zu halten; glaube nichts auf die bloße
Autorität deiner Lehrer und Geistlichen hin.
Was nach eigener Erfahrung und Untersuchung
mit deiner Vernunft übereinstimmt und zu deinem eigenen Wohle und Heile wie zu dem aller
anderen Wesen dient, das nimm als Wahrheit
an und lebe danach.«[4]

Warum ›Nullpunkt-Heilung‹?

*»Diese Gleichzeitigkeit von Wolken und Sonne zu sehen, be-
deutet Verstehen. Dieses Verstehen ist schon Liebe. Es ist das
Ende der Trennung, der Dualität. Auf der einen Ebene sind
Wolken und Nebel. Gleichzeitig scheint die Sonne und nichts
kann sie daran hindern. Nur unsere Sicht ist beschränkt.«*

MARCEL GEISSER[5]

Warum hier vom Nullpunkt die Rede ist, wird eine der
Fragen sein, die du dir möglicherweise schon beim Erwerb
oder nach dem Lesen der ersten Seiten des Buches gestellt
hast. Und das zu Recht! Im Folgenden werde ich dir deswegen meine Gründe erläutern und auf die beiden Aspekte
»Transformation« und »Heilung« eingehen.

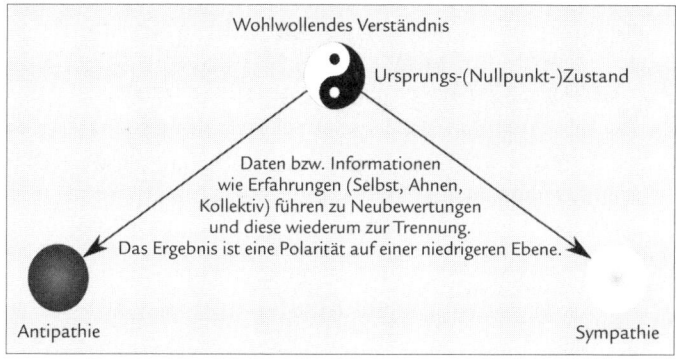

Abbildung 1

Nullpunkt

Bei der Nullpunkt-Heilung arbeiten wir in der Regel mit Polaritäten. Das Ziel des Prozesses ist die Verschmelzung der beiden Pole auf einer höheren Ebene. Voraussetzung dafür ist, dass diese neutral sind, was ihre Informationen bzw. Daten betrifft. Es ist sozusagen der Nullpunkt, den wir diesbezüglich erzeugen (lassen). Jede Polarität hat in sich wiederum ihren Ursprungs-(Nullpunkt-)Zustand, der mit der Verschmelzung der beiden Pole wiederhergestellt wird.

Ich will dies anhand zweier Grafiken verdeutlichen. Die erste (Abbildung 1) zeigt, wie meiner Ansicht nach Polaritäten wie etwa »Sympathie – Antipathie« entstehen, die zweite (Abbildung 2), wie diese wieder in den Ursprungszustand (»wohlwollendes Verständnis«) zurückgeführt werden können.

Dies sind schon mal zwei Gründe, die für den Begriff »Nullpunkt« im Titel sprechen. Ein weiterer ist ebenfalls in

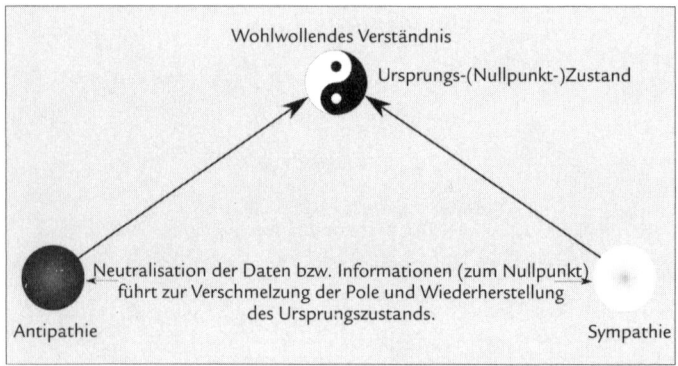

Abbildung 2

diesem Ursprungszustand zu finden. Eine Eigenschaft von gegensätzlichen Polen ist, dass sie Vergangenheits- und Zukunftsdaten enthalten. Neutralisiert man nun diese zeitlichen Informationen auf beiden Seiten, so muss natürlich auch das Ergebnis der Verschmelzung frei davon sein: frei von Vergangenheit – frei von Zukunft. Und was kennzeichnet folglich wohl den Ursprungszustand? Das Jetzt! Und ist nicht das Jetzt, auf eine Vergangenheits-Zukunfts-Zeitlinie bezogen, auch so etwas wie ein Nullpunkt (Abbildung 3)?

»Mehr im Jetzt zu sein« ist also auch eins der großen Ziele der Nullpunkt-Heilung, und jede Auflösung einer Polarität bringt dich diesem Ziel einen Schritt näher.

Transformation

Bei der Nullpunkt-Heilung handelt es sich um einen energetischen Prozess. Energie kann nach dem Energie-erhaltungssatz weder erschaffen noch zerstört, sondern

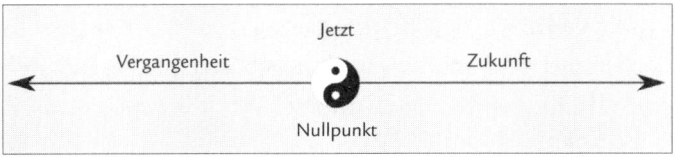

Abbildung 3

nur transformiert werden. Sie ist in sich weder gut noch schlecht. Energie ist einfach Energie.

»Alles ist Energie« ist jedoch nur die halbe Wahrheit, »Alles ist Energie und Information« die ganze. Spürst du Energie, sagen wir einmal in Form von Angst, was einen Pol (zum Beispiel Veränderung) einer Gegensätzlichkeit betrifft, so liegt dies nämlich ursächlich an den Informationen, die der Energiestrom enthält. Sie sind es, die den Fluss stören oder gar blockieren, was letztlich unter anderem negative Emotionen und Körpergefühle zur Folge hat.

Die Lösung besteht folglich in der Transformation bzw. Neutralisation der energie- respektive angstspezifischen Daten, was gleichzeitig die energetische Transformation bewirkt und den natürlichen Energiefluss wiederherstellt. Die Angst verfliegt, und du bist, was diese »Polladung« betrifft, in Frieden.

Die Transformation entsteht also im Grunde dadurch, dass die Energie neu »informiert« wird. Transformation ist *immer* eine Verwandlung zum Guten. Wie sollte es auch anders sein, wenn man mal überlegt, wer oder was sie bewirkt? Denn nicht du bist bei der Nullpunkt-Heilung dafür zuständig, sondern …

Gut 80 Prozent der Menschen auf der ganzen Welt glauben an eine höhere Macht, an ein höheres Wesen.[6] Ich weiß jedoch auch, dass viele mit dem Wort »Gott« so ihre

Probleme haben, obschon sie es möglicherweise sowohl in höchst unerfreulichen wie auch in genüsslichen Situationen (zum Beispiel beim Sex) nicht selten verwenden.

Es liegt in der Natur von Krisenzeiten, dass sich die einen von Gott distanzieren oder gar trennen. Andere wiederum suchen Trost und Hilfe in einem verstärkten Glauben, und für einige führt eine Krise zu einer Wieder- oder Rückverbindung (lateinisch *religio*).

»Getrennt sein« und »verbunden sein« – beide Seiten habe ich erfahren dürfen, und ich muss sagen, mit der zweiten fühle ich mich sehr viel wohler.

Solltest du nun zu den knapp 20 Prozent gehören, die nicht an eine höhere Macht glauben, ob man diese nun »Gott«, »Allah«, »Buddha«, »Manitu«, »das Göttliche«, »göttliche Kraft, Intelligenz, Energie«, »Urkraft«, »Quelle«, »Ursprung«, »Herzenergie«, »Reines Bewusstsein«, »Alles-was-ist«, »Schöpfung«, »Natur«, »Universum« und so weiter oder »Liebe« nennt, so spielt dies für die Nullpunkt-Heilung keine große Rolle – solange deine Tür für die Möglichkeit von deren Existenz auch nur einen kleinen Spalt offen ist. Vielleicht wirst du in dieser Hinsicht ja noch überrascht.

Ich bin übrigens davon überzeugt, dass, wenn es das Göttliche nicht schon immer gegeben hat, wir dieses im Laufe der Zeit selbst erschaffen hätten. Die ungeheure Glaubensenergie, die tagtäglich von unserem Planeten ausgeht, und das schon seit Jahrtausenden, löst sich ja wohl kaum einfach in nichts auf.

Ist also Gott die Quelle von uns? – Oder sind wir die Quelle von »ihm«? Ich könnte mir vorstellen, dass beides zutrifft!

Im weiteren Verlauf des Buches verwende ich für diese Energie, die *alles* durchdringt und durchströmt, in der Regel die Bezeichnungen »das Göttliche« und »Göttliche Liebe«. Ersetze sie für dich durch die deinige(n), wenn du eine andere Benennung vorziehst.

Wie auch immer, und jetzt komme ich zu der Information, die ich dir noch schuldig bin: Nicht du bist für die Transformationen bei der Nullpunkt-Heilung »zuständig«, sondern genau diese grenzenlose universale Energie.

Nehmen wir nun abschließend zu diesem Thema einmal an, jene Kraft habe ihren Ursprung in Gott. Sagte er nicht: »Ich bin das A und das Ω, der Erste und der Letzte, der Anfang und das Ende« (Off. 22, 13)?

Und ist nicht der Anfang und das Ende sozusagen synonym mit dem »Nullpunkt«?

Heilung

Wie ich schon angedeutet habe, ist das Wort »Heilung« hier im Sinne von »Ganzwerdung« zu verstehen. Auch wenn es somit nicht primär um die Auflösung oder Linderung von körperlichen oder seelischen Beschwerden und Erkrankungen geht, so kann die Nullpunkt-Heilung die dafür notwendigen Voraussetzungen schaffen.

Wieso? Weshalb? Warum?

Nun, was glaubst du? Würde sich ein Weniger an Ängsten und Stress und ein Mehr an Vertrauen nicht wohl positiv auf jegliche Art von Heilung auswirken?

Wäre ein Mehr im Jetzt, ein Befreiter-Sein von den Verletzungen der Vergangenheit und den Befürchtungen

in Hinblick auf die Zukunft nicht wohl heilungsför-
dernd?

Würde ein Mehr in der Mitte, im Gleichgewicht, im
Fluss die zwar jederzeit aktiven, doch oft eingeschränkten
Selbstheilungskräfte ihren »Job« nicht unbehindertert und
effektiver verrichten lassen?

Und würden nicht all diese positiven Faktoren, die mal
weniger und mal mehr das Resultat jeder Nullpunkt-Heilung sind, sich nicht nur positiv auf bestehende körperliche
und emotionale Störungen auswirken, sondern auch solchen vorbeugen?

»Ganzwerdung«: Die Nullpunkt-Heilung ist eine spirituelle Veränderungsmethode, die sich vor allem anderen
diesem Ziel verschrieben hat.

Was könnte dem wohl mehr dienen als die Rückverbindung mit der Quelle, dem Göttlichen und die Rückführung von Polaritäten (Trennungen) in ihren Ursprungszustand (Ganzheit)?

Sehnsucht nach Gott

Ein junger Jude kommt zu einem Rabbi und
sagt: »Ich möchte gerne dein Jünger werden.«
Da antwortete ihm der Rabbi: »Gut, das kannst
du, aber ich habe eine Bedingung. Du musst
mir eine Frage beantworten. Liebst du Gott?«
Da wurde der Schüler nachdenklich: »Lieben?
Das kann ich eigentlich nicht behaupten!«
Der Rabbi sagte freundlich: »Gut, wenn du Gott
nicht liebst, hast du vielleicht Sehnsucht danach, ihn zu lieben?«

Der Schüler überlegte eine Weile und erklärte dann: »Manchmal spüre ich die Sehnsucht danach, ihn zu lieben, recht deutlich, aber meistens habe ich so vieles zu tun, dass diese Sehnsucht im Alltag untergeht!«

Da zögerte der Rabbi und meinte schließlich: »Wenn du die Sehnsucht, Gott zu lieben, nicht so deutlich verspürst, hast du dann Sehnsucht danach, Sehnsucht zu haben?«

Da hellte sich das Gesicht des Schülers auf: »Genau das habe ich. Ich sehne mich danach, diese Sehnsucht zu haben, Gott zu lieben!«

Der Rabbi entgegnete ihm darauf: »Das genügt, du bist auf dem rechten Weg!«[7]

Die neue Dimension der Quantenheilung

»Würde man mich nach einer genauen Definition von Quantenheilung fragen, so würde ich antworten: Quantenheilung ist die Fähigkeit einer Bewusstseinsform (Geist), spontan die Fehler einer anderen Bewusstseinsform (Körper) zu korrigieren. Es ist ein völlig in sich geschlossener Prozess. Müsste ich mich noch kürzer fassen, so würde ich einfach sagen, dass Quantenheilung Frieden stiftet. Wenn Bewusstsein gespalten ist, verursacht es Krieg im Geist-Körper-System. Dieser Krieg liegt zahlreichen Krankheiten zugrunde; es ist das, was die moderne Medizin als die psychosomatische Komponente bezeichnet.«

DEEPAK CHOPRA[8]

Als mir meine Lektorin noch kurz vor Beendigung des Manuskripts den Untertitel *Die neue Dimension der Quantenheilung* vorschlug, war ich zugegebenermaßen zunächst ein wenig irritiert. Zweimal »Heilung« auf dem Cover? Neue Dimension? Quantenheilung?

Um eine neutrale Bewertung zu erhalten, rief ich erst einmal zwei befreundete Kollegen an. Beide fanden den neuen Untertitel klasse und wesentlich kraftvoller als den bisherigen, der *Raus aus der Krise – Rein ins Jetzt!* lauten sollte.

Die Selbsterforschung in Hinblick auf meine Rolle bei dieser Veränderung resultierte in zwei Erklärungsmöglichkeiten. Erstens muss »Heilung« wohl doppelt erscheinen, da meine Schwingung scheinbar »Heilung« hoch zwei ist. Zweitens klingt es zwar etwas mystisch, aber mittlerweile habe ich das Gefühl, dass sich dieses Buch kurz vor der Fertigstellung des Manuskripts seinen Titel und Untertitel selbst ausgesucht hat. Der Verlag diente ihm lediglich als Sprachrohr und Entscheidungshelfer. Scheint dir dieser zweite Punkt zu abgedreht? Wenn ja, dann ergibt vielleicht das Folgende für dich mehr Sinn.

Ein Mehr im Vertrauen ist nicht nur eins der Ergebnisse jeder Nullpunkt-Heilung, sondern mein derzeitiger Weg und die Titelfindung einer der Tests in diesem Zusammenhang.

Sicherlich habe ich diesen zu Beginn nicht bestanden, doch mit jeder Wiederholung wurde ich, und zugegebenermaßen auch die Titel, besser.

Heute bin ich im Vertrauen, und dies gilt für Titel und Untertitel, dass sie so genau richtig sind, genau so lauten sollen, ja, müssen.

Quantenheilung

Dieser scheinbar neue Begriff im Bereich alternativer Heilungsmethoden war schon 1990 ein Teil des Untertitels
*(Quantum Healing. Ayurveda, das altindische Wissen vom
Leben und die modernen Naturwissenschaften)* des Buches
Die heilende Kraft von Deepak Chopra, aus dem auch das
Zitat am Anfang dieses Kapitels stammt.

Heutzutage wird Quantenheilung zumeist gleichgesetzt
mit der »2-Punkt-Methode«, deren Hauptaspekt, die *gleichzeitige* Konzentration auf einen Problem- und Lösungspunkt, schon beim »Kahi« beschrieben wird, einer Technik
aus der hawaiianischen Lomi-Lomi-Massage.[9] Meiner
Meinung nach ist allerdings jede Art energetischer Intervention Quantenheilung: Akupunktur, Akupressur, Klopfakupressur (EFT), Reiki, Yoga, Qi Gong, Tai Chi, Ayurveda, Feng-Shui und wie sie alle heißen. Sämtliche dieser
Ansätze haben als Ziel, die inneren und äußeren Energien
wieder ins Gleichgewicht zu bringen bzw. den natürlichen
Fluss wiederherzustellen. Und die kleinsten Energieteilchen nennt man nun mal »Quanten«.

. . . .

Nullpunkt-Heilung ist Quantenheilung

Nullpunkt-Heilung (NPH) ist Quantenheilung,
und dies nicht nur, weil es sich hier um ein energetisches Verfahren handelt. Im abschließenden
Schritt (Verschmelzung) der NPH kommt in
modifizierter Form auch die 2-Punkt-Methode
zum Einsatz. Ich orientiere mich dabei jedoch

eher an dem bereits erwähnten »Kahi«, dessen
Übersetzung »Einssein« sehr treffend das Ergebnis (Synthese) jeder Polaritätsverschmelzung
mit der NPH beschreibt.

. . . .

Solltest du die »neue« Quantenheilung kennen, so ist dir
sicherlich der Begriff »reines Bewusstsein« vertraut, das
letztlich für die Transformation zuständig ist. Bei der Nullpunkt-Heilung wird diese durch die »Göttliche Liebe«
bewirkt.

Das sind jedoch nur zwei Bezeichnungen für ein und
dasselbe. Für letztere habe ich mich entschieden, weil es
sich um einen spirituellen Ansatz handelt und sie zusätzlich, durch »Liebe«, den Fokus auf das Tor zu dieser univer-
salen Kraft lenkt – das Herz.

»Quantenfeld«, »Nullpunktfeld«, »Matrix«: Auch diese
Begriffe werden zumeist gleichgesetzt, wenn es um das Feld
geht, in dem Heilung geschieht. Da es den energetischen
Ursprungszustand (Blaupause) impliziert, ist eine Trans-
formation zurück zu diesem bei der 2-Punkt-Methode das
Ziel.

Nicht anders ist es bei der Nullpunkt-Heilung, was die
jeweiligen Poldaten und Pole betrifft, und der Fokus des
Heilens (Ganzwerdens) richtet sich, wie auch bei der
»neuen« Quantenheilung, auf die Informationsebene.

Die neue Dimension

Nachdem ich bisher auf die Gemeinsamkeiten von Null-
punkt- und Quantenheilung eingegangen bin, komme ich

nun zu den Unterschieden. Meine Betrachtung bezieht sich dabei wie schon zuvor im Wesentlichen auf die »neue« Quantenheilung (2-Punkt-Methode).

Die Quantenheilung erläutert ihre Wirkungsweise mit Hilfe der Quantenphysik. Ein wissenschaftliches Fundament zu haben ist, was die Nullpunkt-Heilung betrifft, jedoch nebensächlich. Wesentlicher sind da schon eher ein wenig Offenheit für die mögliche Existenz einer höheren Macht oder Kraft und etwas Bereitschaft für Veränderungen. Ein zusätzliches »Quäntchen« Vertrauen kann auch nicht schaden.

Im Gegensatz zur Quanten- geht es bei der Nullpunkt-Heilung nicht um *direkte* Heilung, ob nun körperlich oder auch emotional. Die Ausrichtung der Nullpunkt-Heilung liegt, wie du schon weißt, eher darauf, die optimalen Voraussetzungen bzw. den Raum zu schaffen, dass Heilung ganz natürlich geschehen kann – ein dauerhaftes Fundament, das auch zukünftigen Erkrankungen und Beschwerden vorbeugen kann.

Doch nicht nur dies kennzeichnet »die neue Dimension«. Die Persönlichkeits- und Bewusstseinsentwicklung (mehr im Vertrauen, mehr im Jetzt) nimmt bei der Nullpunkt-Heilung einen hohen Stellenwert ein. Der Fokus auf die spirituelle Ebene spielt dabei eine entscheidende Rolle. Und last, but not least die Arbeit mit Polaritäten. Heil- bzw. Ganzwerden besteht nun mal im Wesentlichen in der Aufhebung von Trennungen auf allen Ebenen und in allen Bereichen.

Die Quanten- und die Nullpunkt-Heilung sind zwei ähnliche und doch auch unterschiedliche Ansätze im Bereich der Quantenheilung. Solltest du die 2-Punkt-Methode kennen, so hast du sicherlich zu Beginn einen kleinen Vorteil, was die Anwendung der Nullpunkt-Heilung betrifft.

Es spricht auch nichts dagegen, beide Methoden zu kombinieren, für den Fall, dass du problemspezifisch mit der Nullpunkt-Heilung oder Nullpunkt-Heilung-Kurzform arbeitest. Einen Heilungsimpuls (»Welle«) abschließend setzen – warum nicht?

»Die eigentliche Heilung geschieht, sobald das Herz sich öffnet und das zuvor verdrängte, abgelehnte oder verstoßene Gefühl aufnimmt.«

SAFI NIDIAYE[10]

Raus aus der Krise ...

»Krisen sind Weichenstellungen des Lebens.«

ANDREAS TENZER[11]

In erster Linie habe ich dieses Buch für Menschen geschrieben, die sich in einer kleineren oder größeren Krise befinden oder solchen vorbeugen wollen. Des Weiteren ist es natürlich auch als Hilfestellung für alle gedacht, die privat oder beruflich mit Menschen arbeiten, welche sich in einer Lebenskrise befinden.

Krisen können vielfältiger Natur sein: persönliche Krisen wie die Midlife-Crisis, Todesfälle, Unfälle, körperliche oder psychische Erkrankungen, Probleme in der Pubertät, in Schule, Ausbildung und Beruf, finanzielle Notlagen, Beziehungsprobleme, Trennungen (von Eltern, Kindern, Partnern, Freunden), spirituelle Krisen und natürlich die kleinen und auch größeren Herausforderungen des täglichen Lebens.

Diese persönlichen Themen sind uns zwar meist näher als die weltweiten, doch durch die zunehmende Globalisierung, den Informationsfluss und das wachsende Einheitsbewusstsein sind wir auch mehr und mehr von Letzteren betroffen wie der Wirtschafts- und Finanzkrise, der Umweltkrise (Erderwärmung), Euro-Krise, von Kriegen, Terrorismusattacken wie dem Anschlag vom 11. September 2001 und Naturkatastrophen.

Natürlich gab es Ähnliches auch schon früher, ich kann mich beispielsweise noch erinnern an Themen wie das Wald- und Flusssterben, der Kalte Krieg, die RAF und Olympia 1972. Was sich diesbezüglich vor allem geändert hat, ist unsere Medienlandschaft. Wir haben heute nicht nur zig TV-Sender, die regelmäßig Nachrichten ins Wohn- oder auch Schlafzimmer transportieren, es gibt auch einige Nachrichtensender, die das rund um die Uhr tun. Die klassischen Tageszeitungen existieren natürlich weiterhin, aber sie erreichen uns auch am Computer und übers Smartphone.

Mit Meldungen, die wir früher hauptsächlich dann zur Kenntnis genommen haben, wenn wir mehr oder weniger gezielt danach gesucht haben, werden wir heute schon fast pausenlos konfrontiert. Das lässt leicht den Eindruck entstehen, die Welt befände sich in einem nicht enden wollenden Chaos und wir wären all dem hilflos ausgeliefert.

Doch ist es wirklich so ausschließlich hoffnungslos, wie es scheint? Hat sich, obwohl sich so manche Probleme nur verlagert haben und ich auch keinesfalls nach wie vor bestehende Missstände bagatellisieren möchte, nicht vieles auch schon zum Besseren gewandelt (zum Beispiel der Kalte Krieg sowie das Wald- und Flusssterben)?

Und ganz ehrlich. Möchtest du – im Gesamten gesehen – wirklich wieder Zustände haben wie vor dreißig, vierzig, fünfzig oder sechzig Jahren in der vermeintlich »guten alten Zeit«?

Ich persönlich muss weder Tageszeitungen lesen noch Nachrichten schauen. Das ist meine Entscheidung. Ist es denn wirklich wichtig und nützlich für meinen Seelenfrieden zu wissen, was überall auf der Welt vor sich geht? Hilft es mir über meine persönlichen Krisen hinweg? Und ist es nicht vielleicht das Beste, was man selbst für die Welt tun kann, genau diese zu meistern?

Ich glaube, es war 2004 während unseres EFT-Trainer-Treffens bei Gary Craig, als dieser sinngemäß sagte: »Ich lese schon seit Jahren keine Zeitungen mehr und schaue auch keine Nachrichten. Alles, was ich *wirklich* wissen muss, wird mir zugetragen.« Ein toller »Vertrauenssatz«, der letzte – oder?

Ich könnte dir so einige Beispiele dafür aufzählen, wie Menschen ihre ganz persönliche Krise als Gelegenheit und Chance für ein erfüllteres Leben genutzt haben. Mir haben solche Anekdoten in meiner Krisenzeit nur bedingt und kurzfristig geholfen. Ab und zu machte ich mir sogar selbst den Vorwurf: »Warum schaffst *du* das dann nicht?«

Trotzdem ist meine eigene Geschichte ein Beispiel dafür, dass eine (spirituelle) Krise nicht nur negative Folgen haben kann, sondern meist gleichermaßen ungeahnte Chancen bietet.

Als ich 24 Jahre alt war, starb meine geliebte Großmutter an Krebs. Bis zu diesem Zeitpunkt führte ich ein überwiegend unbeschwertes und glückliches Leben.

War ich noch während ihrer Erkrankung im festen Glauben, dass alles wieder gut wird, so warf mich ihr Tod aus der Bahn. (Erzogen wurde ich übrigens katholisch.) Es fing an mit plötzlichen kleinen Angstanfällen, die sich über die folgenden Monate zu fast täglichen heftigen Panikattacken verstärkten.

Mit 25 musste ich mein Studium abbrechen und verbrachte meine Tage und Nächte überwiegend in meinem Zimmer im Elternhaus. Meine Eltern waren mit der Situation überfordert, und es dauerte noch gut ein Jahr, bis ich mit einer psychologischen Behandlung einverstanden war.

Bei einem Psychiater (Neurologen) machte ich eine »Therapie«, die aus Beruhigungsmitteln und autogenem Training bestand. Letzteres verstärkte eher noch meine Ängste. Mittlerweile litt ich neben meinen Panikattacken unter einer sozialen Phobie, hatte verstärkte Höhen- und Platzängste, und das Autofahren war die reinste Qual.

Es vergingen noch einmal eineinhalb Jahre, die ich mit »Hilfe« der Tranquilizer mehr schlecht als recht überstand, bis mir meine Tante, die Ärztin ist, einen Psychotherapeuten empfahl, der in der psychiatrischen Abteilung ihres Krankenhauses arbeitete.

Die Chemie stimmte gleich zwischen uns, und er konnte mich nach einigen Sitzungen Gesprächstherapie von einem dreiwöchigen Klinikaufenthalt überzeugen, während dessen ich mich verhaltenstherapeutischen Maßnahmen unterzog und auch die Beruhigungsmittel absetzen konnte.

Nach weiteren sechs Monaten Einzel- und Gruppensitzungen war ich dann bereit, wieder »ins Leben« zu gehen, und trat eine Stelle bei einer Vermessungsfirma an.

War ich nun »geheilt«? Nicht wirklich, aber ich konnte mein berufliches und auch soziales Leben wiederaufnehmen. Auch wenn es immer wieder Höhen und Tiefen gab, so konnte ich mit meinen Ängsten und gelegentlichen Panikattacken mittlerweile umgehen.

Durch meine Leidensgeschichte motiviert, »verschlang« ich in den folgenden Jahren Dutzende von psychologischen Ratgebern und Bücher zu den Themen »Persönlichkeitsentwicklung« und »komplementäre Heilverfahren«.

Ende des letzten Jahrtausends absolvierte ich dann zwei NLP-Ausbildungen, und über die Psycho-Kinesiologie und die Energetische Psychologie lernte ich 2002 die Emotional Freedom Techniques (EFT) kennen, die mich, insbesondere was meine verbliebenen Ängste betraf, einen riesigen Schritt weiterbrachten.

Im Jahr 2006 verstarb mein Vater an Krebs, was die ganze Familie und besonders meine Mutter sehr mitgenommen hat. Sie hat sich davon bis heute nicht erholt und ist nach mehreren Schlaganfällen jetzt im Pflegeheim.

Wenn ich so zurückdenke, fiel die Krebsdiagnose meines Vaters in die Zeit, als ich erstens EFT begegnete und zweitens eine Wiederverbindung meinerseits mit dem Göttlichen stattfand. Beides war und ist mir auch heute noch eine große Hilfe beim Loslassen der Verletzungen der Vergangenheit und Meistern der gegenwärtigen Herausforderungen.

An meine letzte Panikattacke kann ich mich schon gar

nicht mehr erinnern, und ich habe heute weniger spezifische Ängste als vor meiner großen Krise, die mich, und das
ist mir heute klar, auf den richtigen Weg gebracht hat, um
meinen Lebensplan zu erfüllen.

Ohne sie würde ich nicht bereits an meinem vierten
Buch schreiben, würde keine Seminare halten und Menschen zu helfen versuchen, die ihre Probleme meistern und
ihre Ziele erreichen wollen. Viele wunderbare Leute hätte
ich wahrscheinlich nie kennengelernt und wäre nicht zu
dem Menschen geworden, der ich heute bin und als der ich
mich glücklich fühle.

Sicherlich habe ich dazu einen schweren Weg gewählt,
aber manchmal bedarf es eben eines gewissen Schmerzes,
um aufzuwachen – und ich muss wirklich sehr tief geschla-
fen haben.

Mein gegenwärtiges Leben zeigt mir auch, dass ich noch
nicht ganz »wach«, ganz »geheilt« bin, und vielleicht habe
ich das für dieses Leben auch nicht geplant. Neugierig bin
ich aber schon!

Abschließend zu diesem Thema möchte ich dir noch ein
Bild dafür geben, was das Buch im Hinblick auf Krisen,
mögen sie nun globaler und auch persönlicher Natur sein,
für dich bewirken kann.

Stell dir einmal einen Orkan vor. Wo, würdest du sagen,
befindest du dich, was diesen betrifft, wenn der Wirbel
deine Probleme symbolisiert?

An seiner Außenseite oder eher direkt im Wirbel, wo dir
alles um die Ohren fliegt und du selbst den Boden unter
den Füßen fast verlierst? Wo es laut ist, dunkel und kalt?

Vielleicht drängt es dich ja nach außen, siehst du dort
die einzige Möglichkeit, dem Orkan zu entkommen, auch

wenn der Weg sehr, sehr weit ist? Du versuchst es, doch der Wirbel scheint jede deiner Bewegungen vorauszuahnen und passt seinen Weg diesen an.

Nach einigen gescheiterten Anläufen erkennst du, dass Flucht nicht die Lösung ist. Du entscheidest dich, tiefer in den Orkan einzudringen, stößt auf heftigen Widerstand, doch gehst deinen Weg vertrauensvoll weiter – und plötzlich: Licht, Wärme und Stille.

Du gehst noch ein paar Schritte, bis du dich genau in der Mitte des Orkanauges befindest, wo du deine Probleme in großem Abstand an dir vorbeiwirbeln siehst.

Du blickst nach oben und siehst die goldene Sonne und den blauen Himmel, fühlst dich gleichzeitig tief mit der Erde verwurzelt und verbunden mit der grenzenlosen Energie des Universums.

Voller Vertrauen genießt du diesen zeitlosen Moment, dieses Jetzt, in vollen (Atem-)Zügen und registrierst nicht einmal, wie der Wirbel um dich herum langsam zum Stehen kommt und sich mehr und mehr auflöst.

Was du jedoch letztlich bemerkst, sind die kleinen weißen Wolken, in die er sich verwandelt hat und die nun langsam am Himmel vorbeiziehen.

»In dem Augenblick aber, wo uns alles verloren scheint,
erreicht uns zuweilen die Stimme, die uns retten kann;
man hat an alle Pforten geklopft, die auf gar nichts führen,
vor der einzigen aber, durch die man eintreten kann und
die man vergeblich hundert Jahre lang hätte suchen können,
steht man, ohne es zu wissen, und sie tut sich auf.«

MARCEL PROUST[12]

Das Jahr 2012

»Offenbarung ist eine Enthüllung der Seele.«

RALPH WALDO EMERSON[13]

Ein Buchmanuskript Ende 2011, Anfang 2012 zum Thema »Krisenbewältigung« zu schreiben, ohne auf »2012« einzugehen, wäre so, als würde man die Suppe nicht salzen. Da meine Betrachtung zu diesem Thema über jene Zeit hinausgeht, ist aber sicherlich das eine oder andere auch interessant für dich, sollte dir dieses Buch erst 2013, 2014 oder später zugefallen sein.

Am 21. Dezember 2012 endet der sogenannte Maya-Kalender, was nicht nur für die spirituelle, sondern auch für die Medienwelt ein »gefundenes Fressen« war und sie zu den wildesten Spekulationen inspirierte. »Weltuntergang« und »Goldenes Zeitalter« sind dabei die äußersten Pole bei der Betrachtung. Ich tendiere stark zum zweiten der beiden, doch was wäre, wenn die Wahrheit in der Mitte läge? Würde dann alles so weitergehen wie zuvor? Würde, wie bei der Jahrtausendwende, im Prinzip nichts geschehen? Oder wäre das Resultat die Apokalypse[14] in ihrer ursprünglichen Bedeutung, nämlich »Enthüllung« oder »Offenbarung«?

Wenn ich einmal für eine kurze Zeit die beiden Pole in meiner Vorstellung verschmelzen lasse, dann ist das Ergebnis ein Gefühl, das sich am besten mit drei Wörtern beschreiben lässt: »Frieden«, »Freiheit« und »Wahrheit«.

Da mein Streben darauf ausgerichtet ist, mehr in der Gegenwart, dem Jetzt, zu leben, habe ich mich mit dem

Thema »2012« wenig beschäftigt, doch so einige interessante Ansichten sind mir dann doch zu Augen und zu Ohren gekommen.

Im Folgenden werde ich in aller gebotenen Kürze auf diejenigen eingehen, die mit meiner eigenen Intuition in Resonanz getreten sind.

Eine These lautet, dass die Menschheit sich zur Zeit in einem mehrjährigen Veränderungsprozess auf der spirituellen Bewusstseinsebene befindet. Immer mehr Menschen erwachen, werden sich ihrer selbst und ihres Potenzials bewusst.

Über die Dauer des Prozesses gehen die Meinungen auseinander. Manche sprechen von vier (2010 bis 2014), andere von sechs (2009 bis 2015) oder acht (2007 bis 2015) Jahren. Diejenigen, die in dieser Zeit jenen »Bewusstseinssprung« machen, sollen damit das Ticket für das »Goldene Zeitalter« gelöst haben. (Auch ein schöner Buchtitel: »Das Ticket für das Goldene Zeitalter«.) Doch was ist mit all den anderen?

Meiner Meinung nach kann ein »Goldenes Zeitalter« nur »golden« sein, wenn *alle* mit im Boot sind. Es gibt zwar keine Garantie, jedoch für mich spricht einiges dafür, dass das, was für die bereits »Erwachten« gilt, mittel- oder langfristig für alle anderen ebenfalls zur Realität werden wird.

Natürlich könntest du jetzt sagen: »Okay. Dann fahre ich halt auf dem Trittbrett bzw. als blinder Passagier mit.« Keine Frage. Das ist eine Option – wenn du dir vollkommen sicher bist, dass noch ein Platz für dich frei ist, du leidensfähig bist und dir egal ist, wann du letztendlich ankommst.

Ziehst du jedoch eine schnelle und angenehme Überfahrt in der ersten Klasse oder gar als Kapitän vor, dann wach auf!

Durch das neue Bewusst-Sein soll es nun zu einer neuen Welt-Ordnung kommen, und zwar, da sind sich die meisten einig, zu einer besseren. Gute Aussichten also!

Das Jahr 2012 ist sozusagen der »Höhepunkt« des Veränderungsprozesses. Bis dahin stieß dieses »Bewusstwerden« auf massiven Widerstand (Opposition), der in den Jahren danach aber immer mehr abflaut und schließlich ganz verschwinden wird, ähnlich einer Heilkrise, der sogenannten Erstverschlimmerung oder vorübergehenden »Verschlimmbesserung«. Zurzeit erleben wir dementsprechend die »Geburtswehen« einer neuen Ordnung.

Von den globalen Auswirkungen einmal abgesehen, ist jeder von uns davon mittel- oder unmittelbar, direkt oder indirekt betroffen, insbesondere sensible und sensitive Menschen. Gesundheitliche Beschwerden (Müdigkeit, Schmerzen, verstärkte Emotionen) ohne ärztlichen Befund, finanzielle Krisen ebenso wie Probleme in der Partnerschaft machen auch in meinem Umfeld »die Runde«.

Insbesondere das Beziehungsleben ist von dieser Transformation stark betroffen – Trennungen von Bekannten, Freunden oder vom Partner sind quasi an der Tagesordnung. Doch all dies ist in Vorbereitung auf die neue Ordnung notwendig.

Solltest du dich bei den »Wehen« wiederfinden, ohne bisher die Ursache zu kennen, so hast du nun schon mal einen möglichen Grund dafür gefunden und kannst dich entspannen.

Was das »Ticket« betrifft, so ist möglicherweise dieses Buch das Bestellformular dafür.

Eine vorletzte These, was den 21. Dezember 2012 betrifft, möchte ich dir nicht vorenthalten. An diesem Tag soll der Prognose nach weltweit für alle Menschen der »Karma-Tachometer« wieder auf null gestellt werden. Danach könne jeder entscheiden, welches (gute oder schlechte) sie oder er aufbauen möchte.

»Karmafrei« bedeutet auch, dass das »Manifestieren« von Wünschen einfacher würde. Ohne karmische Einflüsse und mit transformiertem Bewusstsein wäre dies sicherlich ein einfacheres Unterfangen.

»Age of miracles« (»Zeitalter der Wunder«) nennt einer meiner spirituellen Lehrer, Dr. Pillai (früher Siva Baba), die Zeit ab 2010. Wunder, die man vor dieser Zeit mit der Lupe suchen musste, würden ab diesem Jahr mehr und mehr auftreten, bis sie irgendwann alltäglich werden.

Wie du siehst, gibt es viele Gründe, sich nicht nur auf die Zukunft zu freuen, sondern auch die Gegenwart zu feiern. Wir leben in einer aufregenden Zeit.

Ab Kapitel 2 dieses Buches findest du die Schlüssel, um deine Türen für dein ganz persönliches »Goldenes Zeitalter« zu öffnen. So viel kann ich dir allerdings jetzt schon verraten. Es geht dabei um:

– Offenheit für Veränderung,
– Glauben,
– Verbundenheit und
– Vertrauen,

was alles letztlich dazu führen wird, mehr im *Jetzt* zu *sein*. Was du nun schon mal tun kannst, ist, dir *dein* »Goldenes Zeitalter« vorzustellen. Wie würde das aussehen, was die

Welt im Ganzen und deine ganz persönliche Welt darin betrifft? Welche Schlagzeilen möchtest du lesen? Wie möchtest du dich fühlen? Tu so, als ob diese Vorstellung schon *jetzt* real wäre, schlaf mit ihr ein und wach mit ihr auf.

· ·

Der Bauer und sein Sohn

Ein Bauer fürchtete Gott und lebte mit seinem Sohn in einem abgeschiedenen Dorf. Seine Kräfte ließen nach, er galt als ein armer Mann und hatte nicht viel zu beißen. Sein Sohn war seine einzige Hilfe Tag und Nacht, und auf ihn konnte er sich verlassen.

Eines Tages ging er in den Wald, um Beeren zu sammeln, und als er zurückkehrte, brachte er ein Wildpferd mit, das er eingefangen hatte.

»Oh, welch ein Glück!«, riefen seine Nachbarn aus. »Nun kann er das Pferd zähmen und vor den Pflug spannen, Getreide anbauen, und er wird Brot in Hülle und Fülle haben.«

Der Bauer aber schüttelte den Kopf: »Ob das ein Glück ist, weiß ich nicht. Die Zeit wird es herausbringen.«

Am nächsten Tag sprach der Sohn: »Vater, ich bin stark und kräftig, lass mich das Pferd einreiten, damit es uns zu guten Diensten sein kann.«

Der Sohn stieg in die Koppel und schwang sich auf das Pferd. Doch dieses bäumte sich auf, warf ihn ab und rannte fort. Der Sohn schrie laut auf. Er hatte sich beim Fall ein Bein gebrochen.

»Oh, welch ein Unglück!«, riefen seine Nach-

barn aus. »Nun hat der Bauer sein Pferd verloren, und sein Sohn muss im Hause liegen, bis
er wieder gesund ist.«
Der Bauer aber schüttelte wiederum den Kopf:
»Ob das ein Unglück ist, weiß ich nicht. Die Zeit
wird es herausbringen.«
Am nächsten Tag kamen Soldaten des Grafen
ins abgeschiedene Dorf, und der Ausrufer ver-
kündete: »Der Graf führt Krieg gegen den König,
und er hat bestimmt, dass alle rüstigen und ge-
sunden Männer eingezogen werden, um gegen
den König mit seiner Übermacht zu Felde zu
ziehen.«
»Oh, welch ein Glück!«, dachte der Bauer und
schloss seinen Sohn fest in die Arme. Sie lobten
Gott und dankten ihm, und sie weinten vor
Freude die ganze Nacht.[15]

... rein ins Jetzt!

»*Die wichtigste Stunde ist immer die Gegenwart. Der bedeu-
tendste Mensch ist immer der, der dir gerade gegenübersteht.
Das notwendigste Werk ist stets die Liebe.*«

MEISTER ECKHART

Über »das Jetzt« zu philosophieren und zu schreiben, ohne
Eckhart Tolles Werk *Jetzt! Die Kraft der Gegenwart* gelesen
zu haben, mag dem einen oder anderen als Anmaßung
erscheinen. Doch hatte ich mit Arjuna Ardagh meinen

»Jetzt-Lehrer« bereits gefunden, der mir, wie schon in der Einleitung erwähnt, die gesuchten Mosaiksteinchen »beibrachte«.

»Was ist denn so toll am *Jetzt*?« Schön, dass du fragst. Wie wäre es mit einer kleinen Selbsterfahrung? Sicher gibt es etwas, was dich belastet? – Okay! – Reicht schon.

Atme einmal tief ein und aus und wende deine Aufmerksamkeit jetzt den Dingen zu, die du siehst ... und die du hörst ...

Was nimmt dein Körper wahr – was spürt er ...?

Riechst ... oder schmeckst du etwas?

Und wenn du dich nun auf deinen Atem konzentrierst: Wie fühlt es sich an, jetzt tief und entspannt zu atmen?

Und, wo war nun dein Problem in der letzten Minute, während du auf das konzentriert warst, was *ist*?

Selbst wenn du vielleicht unter Schmerzen leidest, die auch im Jetzt gegenwärtig sein können, so hast du vielleicht in dieser kurzen Zeit eine Linderung verspürt – vielleicht waren sie auch gar nicht vorhanden.

Anthony Robbins, ein renommierter Motivationstrainer aus den Vereinigten Staaten, erzählte einmal die Geschichte eines alten Pianisten, die meiner Meinung nach sehr anschaulich zeigt, wie viel Kraft im Jetzt steckt.

Dieser Pianist hatte einen Auftritt in einer Konzerthalle. Als er auf die Bühne ging, mit kleinen, langsamen Schritten, vornübergebeugt und mit zittrigen verkrampften Händen und Fingern, dachten wohl viele der Konzertbesucher, dass er es unmöglich bis zu seinem Flügel schaffen würde.

Doch kaum nahm er vor diesem Platz, veränderten sich seine Haltung und Mimik radikal. Aufrecht und gut gelaunt hieb er in die Tasten, »rockte« das Haus, gab einige Zugaben und verließ die Bühne – mit kleinen, langsamen Schritten, vornübergebeugt und mit zittrigen verkrampften Händen und Fingern.

Dieser Mann war nun nicht Johannes Heesters, doch musste ich während dessen beiden letzten Auftritten bei der ZDF-Sendung »Wetten, dass …?« genau an diese Geschichte denken.

Ziel des Nullpunkt-Heilungsprozesses ist es nicht nur, mehr im Jetzt, sondern mehr im Jetzt verbunden mit dem Göttlichen zu sein. Das Jetzt, auch wenn es schon für sich großes Potenzial in sich trägt, ohne diese Verbindung zu nutzen, wäre in etwa so, als würde man einen großen Swimmingpool mit einer kleinen Spritzpistole füllen.

»Wenn man im Augenblick lebt, dann lebt man in der Gegenwart Gottes.«

BROTHER DAVID STEINDL RAST[16]

Das Geheimnis der Zufriedenheit

Es kamen einst ein paar Suchende zu einem alten Meister. »Herr«, fragten sie, »was tust du, um glücklich und zufrieden zu sein? Wir wären auch gern so glücklich wie du.«
Der Alte antwortete mit mildem Lächeln: »Wenn ich liege, dann liege ich. Wenn ich aufstehe, dann stehe ich auf. Wenn ich gehe, dann gehe ich, und wenn ich esse, dann esse ich.«
Die Fragenden schauten etwas betreten in die Runde. Einer platzte heraus: »Bitte, treibe keinen Spott mit uns. Was du sagst, tun wir auch. Wir schlafen, essen und gehen. Aber wir sind nicht glücklich. Was ist also dein Geheimnis?«
Es kam die gleiche Antwort: »Wenn ich liege, dann liege ich. Wenn ich aufstehe, dann stehe ich auf. Wenn ich gehe, dann gehe ich, und wenn ich esse, dann esse ich.«
Die Unruhe und den Unmut der Suchenden spürend, fügte der Meister nach einer Weile hinzu: »Sicher liegt auch ihr, und ihr geht auch, und ihr esst. Aber während ihr liegt, denkt ihr schon ans Aufstehen. Während ihr aufsteht, überlegt ihr, wohin ihr geht, und während ihr geht, fragt ihr euch, was ihr essen werdet. So sind eure Gedanken ständig woanders und nicht da, wo ihr gerade seid. In dem Schnittpunkt zwischen Vergangenheit und Zukunft findet das eigentliche Leben statt. Lasst euch auf diesen nicht messbaren Augenblick ganz ein, und ihr habt die Chance, wirklich glücklich und zufrieden zu sein.«[17]

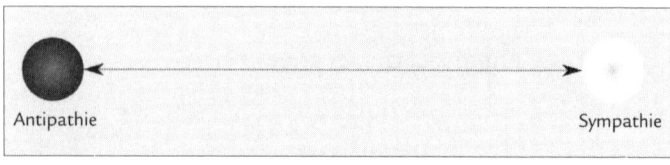

Antipathie   Sympathie

Abbildung 4

Polaritäten

»Anstrengung ist ein Teil des Ganzen, Nicht-Anstrengung ein anderer Teil. Heben Sie diese Zweiteilung auf, und das Ergebnis ist müheloses Handeln, ohne am Ergebnis zu hängen.«

WAYNE DYER[18]

Wir leben in einer dualen bzw. bipolaren Welt, einer Welt der Gegensätze: »schwarz – weiß«, »Mann – Frau«, »Licht – Schatten«, »gut – schlecht«, »plus – minus«, »links – rechts«, »oben – unten«, »Liebe – Hass«, »Gewinner – Verlierer«, »Antipathie – Sympathie« usw. Die Liste ließe sich endlos fortsetzen.

In unserer Vorstellung und auch emotional sind die einzelnen Pole oft meilenweit voneinander entfernt. Das sieht dann beispielsweise für »Antipathie – Sympathie« so aus wie in Abbildung 4 dargestellt. Doch sind wir mit diesem dualistischen Denken schon auf die Welt gekommen?

Meiner Meinung nach, und ich wiederhole mich hier, ist dualistisches Denken das Resultat von Erfahrungen. Diese sind letztlich der Grund dafür, dass wir die eine Seite als schlecht und die andere als gut bewerten. »Antipathie (Abneigung)« oder »Sympathie (Zuneigung)«? Also ich habe diese Gegensätze von meiner Mutter gelernt, etwa: »Das ist schlecht! – Das ist gut!« oder »Der ist böse! – Der ist lieb!« Vorher gab es diese Pole nicht für mich – was es gab, war kindliche »Neugierde«!

Gegensätze sind allerdings wie die zwei Seiten einer Medaille, sie sind fest miteinander verbunden, im Grunde eins. Gewinner fühlen sich beispielsweise nicht selten gleichermaßen als Verlierer und umgekehrt. Abneigung ist nicht zuletzt eine Form von Zuneigung. Wie viele heute glückliche Partnerschaften wurden wohl mit Antipathie begonnen – und vice versa?

Schatten gäbe es nicht ohne die Gleichzeitigkeit von Licht. Und wie ist es mit Materie und Energie? Noch vor hundert Jahren im Bewusstsein als Pole weit voneinander getrennt, erkennt man sie heute längst als eins.

Polaritäten können nützlich sein, da sie ein wichtiges Orientierungswerkzeug sind, aber auch unsere persönliche und spirituelle Entwicklung behindern, da sie uns bei einseitiger Betrachtung mehr oder weniger unseres wahren Potenzials berauben.

Nehmen wir uns also noch einmal die Antagonisten »Abneigung – Zuneigung« vor. Du lernst jemanden kennen, der dir auf Anhieb gefällt, erkennst jedoch, dass er oder sie deine Zuneigung nicht erwidert.

Was nun dich betrifft, so hast du in Bezug auf ihn oder sie auf der »Abneigungsseite« Fülle und auf der »Zuneigungsseite« Mangel. Viel lieber hättest du es freilich umgekehrt.

Ohne nun im Speziellen auf die Energie einzugehen, die es möglicherweise deinerseits erforderte, dies zu erreichen,

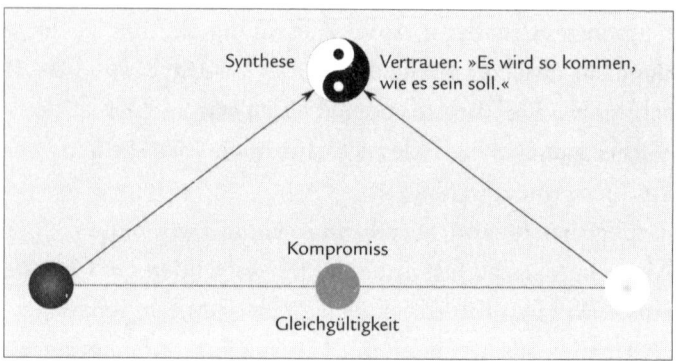

Abbildung 5

betrachten wir einmal, wie viel »Sein im Jetzt« und damit Potenzial es dich kosten würde.

Auf der einen Seite (Abneigung/Vergangenheit) beschäftigt dich stunden-, tage-, wochenlang die Frage: »Warum mag er/sie mich nicht?« Auf der anderen (Zuneigung/ Zukunft) der Gedanke: »Was kann ich tun, dass er/sie mich mag?« Ich bin sicher, dass du solche Situationen kennst!

Ich will damit nicht sagen, dass du mit der landläufigen Vorgehensweise nicht letztlich vielleicht dennoch Erfolg hast. Es gibt wie erwähnt viele Beziehungen, die mit einer ursprünglichen Abneigung begonnen haben. Die Nullpunkt-Heilung bietet dir allerdings eine bessere Alternative. Das Schöne bei ihr ist, dass das Ergebnis der finalen Verschmelzung beider Pole keinen Kompromiss bedeutet, sondern eine Synthese auf höherer Ebene ist.

Wenn wir auf derselben Ebene blieben, so wäre eine mögliche Konsequenz in unserem Beispiel »Gleichgültigkeit«. Das wäre aber nicht im »Sinne des Erfinders«. Welches Resultat würde dir die Nullpunkt-Heilung denn stattdessen bringen?

In seinem Buch *PEAT*[19] schreibt Živorad Mihajlović Slavinski, dass die Synthese von »Antipathie« und »Sympathie«»wohlwollendes Verständnis« wäre, und in allgemeiner Hinsicht ist dies sicherlich der Fall. Wenn ich jedoch die Nullpunkt-Heilung-Kurzform (NPH-K) auf unser spezifisches Beispiel anwende, so ist das Ergebnis bei mir »Vertrauen«: das Vertrauen darauf, dass alles genau so kommen wird, wie es sein soll (siehe Abbildung 5). Mit dieser neuen Einstellung und Haltung, was das Thema betrifft, kannst du nun Vergangenheit und Zukunft »ruhen« lassen und dich wieder dem »Jetzt« zuwenden.

Was die konkrete Beziehung zu dem Mann bzw. der Frau betrifft, das wird sich zeigen. Da in dir eine Veränderung stattgefunden hat, wird er/sie sich dir gegenüber jetzt quasi zwangsläufig anders verhalten. Ob das Ergebnis nun eine Bekanntschaft, Freundschaft oder sogar Partnerschaft ist – es wird genau so sein, wie es sein soll. Vielleicht führt der/die Umworbene dich ja auch dadurch, dass er/sie dich zurückweist, letztlich einer anderen, deiner *wahren* Liebe zu.

Eine Synthese von Polaritäten mit der Nullpunkt-Heilung ist immer zum Wohle aller, gleich, wie diese sich im Endeffekt darstellt (was man oft erst im Rückblick auf sein Leben erkennt). Vertrau darauf.

Als ich mich nach der Inspiration von Arjuna Ardagh dazu entschloss, dass die Arbeit mit Polaritäten das primäre Thema meines nächsten Buches sein soll, habe ich, um mein Vertrauen darin zu untermauern, einmal in meiner Vergangenheit nach Vergleichbarem geforscht.

Fündig wurde ich beim »Slow EFT« von Silvia Hartmann und bei der EFT-Suchtdrang-Behandlung. EFT

(Emotional Freedom Techniques) ist wie bereits gesagt eine Variante der sogenannten Klopfakupressur.

Beim »Slow EFT« empfiehlt Silvia nun, nicht nur die gerade aktuelle Seite des Problems (zum Beispiel Geldmangel) mit EFT zu »entladen«, sondern auch die gewünschte (Geldfülle), da beide Pole energetische Störungen und Blockaden enthalten.

Bei der EFT-Suchtdrang-Behandlung ist es ähnlich. Hier wird nicht nur das vordergründige Verlangen»beklopft«, sondern gleichermaßen das »positive« Erleben, das mit dem Konsum des Suchtmittels (zum Beispiel Nikotin oder Alkohol) emotional erreicht wird. Diese »Elatoren« (Stimmungsmacher) sind ein, vielleicht sogar der entscheidende Punkt, warum es überhaupt zu einem Suchtdrang bzw. -verhalten kommt.

»*Wenn du unfrei bist, spielt es keine Rolle, ob deine Gefängnistür aus kaltem Stahl oder Gold ist.*«

CHRISTIAN REILAND

Scheinbar Positives transformieren zu lassen, und das tun wir auch bei der Nullpunkt-Heilung, ist sicherlich eine der Herausforderungen, die der Prozess an dich stellt. Denn – und das Folgende ist nun von großer Wichtigkeit – eine Verschmelzung von zwei gegensätzlichen Polen auf einer höheren Ebene kann nur erfolgen und »rein« sein, wenn auch jeder einzelne »rein« ist.

Dies ist dann der Fall, wenn alle *Daten*, ob nun positiver oder negativer Natur, in Bezug auf die jeweiligen Gegen-

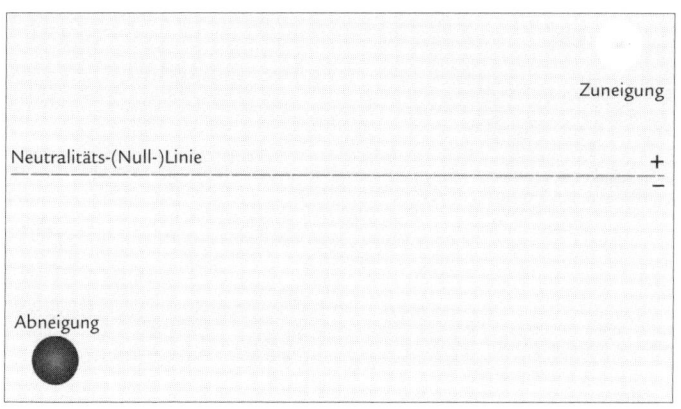

Abbildung 6

sätzlichkeiten transformiert worden sind. Das heißt zum Beispiel auch, dass man keine überhöhten Vorstellungen mit dem als positiv bewerteten Pol verbindet.

Man kann es nicht oft genug wiederholen: *Energie* ist weder gut noch schlecht – der Informationsinhalt ist dafür ausschlaggebend, wie sie sich letztendlich anfühlt. Denn auch hier ist es so, dass der Ton die Musik macht.

Das Ergebnis der Transformation ist Neutralität bzw. Reinheit der beiden Pole, was wiederum *automatisch* zu deren Verschmelzung führt. Was Letztere angeht, gibt es also (fast) nichts zu tun.

Für mich ist es wichtig, dass dieses Prinzip für dich sinnvoll und nachvollziehbar wird. Darum gehe ich noch etwas mehr in die Tiefe, was das Transformieren von positiven Daten betrifft.

Nehmen wir wieder unsere Beispielpole »Abneigung« und »Zuneigung«. Da ein Bild mehr als tausend Worte sagt, folgt hier einmal eine mögliche emotionale »Gewichtung« (siehe Abbildung 6). Abneigung wäre nach dieser Grafik

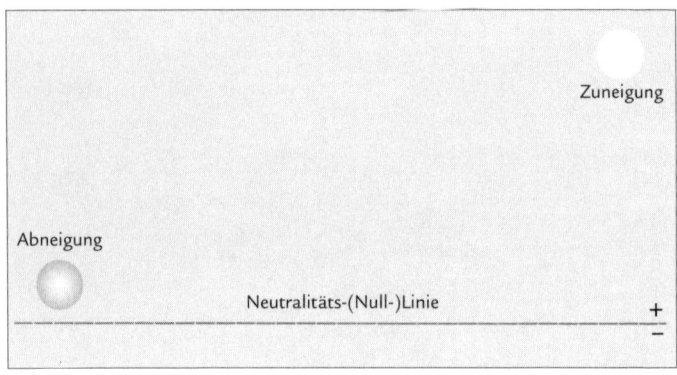

Abbildung 7

»etwas« mehr negativ geladen, als die Zuneigung positiv erscheint. Das ist übrigens bei vielen Menschen so.

Nehmen wir jetzt einmal an, du hättest, was beide Pole betrifft, alle negativen Informationen transformieren lassen, wie es im weiteren Verlauf des Buches noch beschrieben wird. »Abneigung« fühlt sich für dich nun »normal« an. Vielleicht sogar ein wenig besser, da sicherlich auch noch ein paar positive Aspekte damit verknüpft sind. Natürlich ist auch »Zuneigung« in deiner Gunst gestiegen. Das sieht dann aus wie in Abbildung 7.

Du denkst vielleicht: »Gar nicht so schlecht!« Sicherlich ist das ein Fortschritt, doch was glaubst du wohl, wie lange es dauert, bis »Abneigung« wieder unter die Nulllinie rutscht? Und unter Ausgeglichenheit stelle ich mir ebenfalls etwas anderes vor.

Lassen wir doch einmal auch noch die positiven Daten transformieren (siehe Abbildung 8).

»Nicht so prickelnd«, sagst du?

Ja, wenn die Synthese auf der gleichen Ebene stattfände, dann wäre das Ergebnis wohl etwas, ich sage mal Langwei-

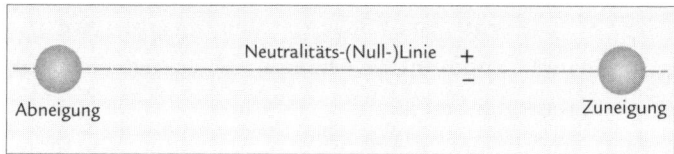

Abbildung 8

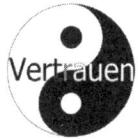

Abbildung 9

liges, wie »Gleichgültigkeit«. Doch wie schon gesagt wurde, ist dies bei der Nullpunkt-Heilung nicht der Fall.

Gleichzeitig mit der endgültigen Neutralisation verschmelzen die Pole auf einer höheren Bewusstseinsebene, und was in unserem Falle letztlich bleibt, ist das Vertrauen, dass sich alles so regelt, wie es sein soll – dargestellt durch das Tai-Chi-Symbol (siehe Abbildung 9).

Dieses Yin-Yang Symbol habe ich gewählt, weil es sehr anschaulich das Eins-Sein und die Nondualität auf der spirituellen Ebene versinnbildlicht.

Das »Loslassen« von positiven Gefühlen und Emotionen ist mir neben der EFT-Suchtdrang-Behandlung bei der Sedona-Methode® begegnet. Auch hier werden, wenn positive Zustände während des Prozesses hochkommen, diese losgelassen, bis man mit dem Problem in »Frieden« ist. Und Letzteres ist genau das, wie sich ein Pol nach der Transformation für dich anfühlen sollte: Du bist mit ihm in Frieden!

Du nimmst ihn an, akzeptierst ihn ohne Wenn und

Aber. So, wie er ist, ist er okay für dich. Es gibt keine Bewertung mehr und keine Beurteilung. Genau das ist es, was ich mit Neutralität meine.

Während meines Herbsturlaubs 2011 ist mir, wie schon erwähnt, das E-Book *PEAT* von Živorad Mihajlović Slavinski zugefallen. Bei seinem Deep-PEAT-Prozess geht es ebenfalls um die Neutralisation von Polaritäten.

Die Annahme, dass diese in einer Synthese auf einer höheren Ebene resultiert, fand ich in PEAT bestätigt, und zwar von Roberto Assagioli[20], der das Psychosynthesesystem entwickelt hat.

Slavinski geht in seinem Buch sehr detailliert auf die Hintergründe und Geschichte der Polaritätsneutralisation ein. Auf seiner Website[21] fand ich diesbezüglich einen kurzen interessanten Absatz, den ich einmal frei aus dem Englischen übersetze:

»Bis vor kurzem gab es nur eine kleine Zahl von Menschen, die über diesen Prozess Bescheid wussten. Die Neutralisation von uranfänglichen Polaritäten war ein Geheimnis für viele Jahrhunderte, Inhalt von Systemen wie Tarot, der mittelalterlichen Alchemie und des Okkultismus im 19. Jahrhundert. Taoismus und Zen begrüßen diesen Prozess. In der Kabbala geht es ebenfalls um die Neutralisation von Polaritäten ...

In seiner Essenz geht es bei der Alchemie um die Neutralisation von Polaritäten – das ist das größte Geheimnis dieser spirituellen Wissenschaft.

Die Advaita Vedanta, eines der tiefgründigsten Systeme der praktischen Philosophie, spricht nur über Nondualität. *Advaita* bedeutet ›nondual‹.«

Vielleicht wird jetzt noch deutlicher, wie viel Potenzial in der Nullpunkt-Heilungsmethode steckt. Belassen wir es an dieser Stelle zunächst einmal dabei und vertrauen wir darauf, dass sich eventuelle Verständnisschwierigkeiten zum Thema »Polaritäten« bei der weiteren Lektüre des Buches in Wohlgefallen auflösen werden.

»Nicht das Reiche, Großartige und Vollständige bildet den höchsten Wert, sondern das Da-Sein, in welchem Sagen, Denken und Tun auch immer. Es hebt die Gegensätze von Glück und Unglück, Lust und Schmerz, Leben und Sterben auf. Leben im Sinne von Da-Sein ist Heilung.«

PETER SCHELLENBAUM[22]

Liebe

»Die bedingungslose Liebe, nach der wir alle hungern, finden wir in unserem eigenen Herzen.«

SAFI NIDIAYE[23]

Seit meiner Krise in den Achtzigern studiere ich Bücher, die sich mit dem Thema »Heilung« jenseits der Schulmedizin beschäftigen. Meine Mutter schenkte mir damals mein erstes Buch aus dem esoterischen Bereich, wie man heute wohl sagen würde. Es hatte den Titel *Lieben heißt die Angst verlieren*[24]. Nun war »Liebe« in dieser Zeit für mich in etwa

so weit weg wie momentan der Gewinn der Champions-
League für den 1. FC Kaiserslautern.

Ein Buch von Joseph Murphy, ich weiß leider den Titel
nicht mehr, war mein nächster Anlauf. Nach zehn Seiten
mit Bibelzitaten und wiederholter »Erwähnung des Wortes
»Gott« landete dieses, wie schon *Lieben heißt die Angst verlieren*, ganz weit hinten in meinem Bücherschrank. Was für
»Liebe« galt, galt gleichermaßen auch für »Gott«. Das ist
kein Wunder, denn wie ich heute weiß, sind sie ein und
dasselbe.

Mit Sicherheit wollte das Göttliche damals über diese
beiden Bücher wieder eine Verbindung mit mir aufbauen,
doch lehnte ich diese ab und damit möglicherweise auch
eine schnelle Heilung. Mein Herz blieb verschlossen.

Da Gott nun einmal unbedingt will, dass wir »heil« sind,
kann er diesbezüglich sehr hartnäckig und erfinderisch
sein. Er »schickte« mir den Therapeuten, mit dessen Hilfe
ich wieder ins Leben zurückfand, und schon zuvor und
insbesondere danach Bücher, Lehrer, Videos und Audios,
die in meiner jeweiligen Bewusstseinsentwicklung für mich
passten. Zu Beginn war das sehr »Erdiges«, was auch sicher
hilfreich ist, wenn man glaubt, den Boden unter den Füßen
verloren zu haben.

Doch mit den Jahren nahm der spirituelle »Touch« zu –
langsam, aber stetig.

Als ich nun Anfang des Jahrtausends in kleinen Schritten wieder in Verbindung mit dem Göttlichen ging, war der
Anteil vom »Erdigen« zum »Spirituellen« etwa 50 zu 50.
Mittlerweile ist er einzig 100, und das liegt daran, dass
beide Pole für mich heute eins sind: »Erdig« ist »spirituell« –
»spirituell« ist »erdig«.

Nehmen wir nur einmal den Atem. Dieser ist, wie du sicher zustimmen wirst, »erdig« im Sinne von lebensnotwendig. Und warum ist die Konzentration auf den Atem andererseits die wohl am meisten verwendete Meditationstechnik der Welt? Nur weil dieses »erdet«? Sicherlich nicht. Der Atem ist im gleichen Maße die direkte Verbindung zum Göttlichen.

Da ich selbst wenig Erfahrung mit Atemmeditationen habe, will ich nur mal spekulieren. Vielleicht ist ja das tiefere Ziel einer solchen die Verschmelzung der »scheinbaren« Polarität »Erde – Gott« und damit »unten – oben« …

Fühl dich mal rein. Was wäre wohl das Ergebnis?

Übrigens: Eine Übersetzung von »Spirit« lautet nach dem Lateinischen *spiritus* auch »Atem, Hauch«.

Zurück zum Thema. Gleichzeitig mit dem Göttlichen kam ich auch wieder in Kontakt mit »Liebe«. Nicht nur, dass diese die Essenz fast aller Bücher war, die mir zum Thema »Heilung« daraufhin zugefallen sind, nein, selbst meine früheren (zum Beispiel Kurt Tepperwein) und aktuellen (zum Beispiel Gary H. Craig) Lehrer betonten »neuerdings« deren Wichtigkeit.

War das nun alles Gottes raffinierter Plan, mich wieder auf seine Seite zu ziehen? Wenn ja, dann war es kein schlechter.

Dazu kommt natürlich noch, dass die allgemeine Bewusstseinsentwicklung verstärkt in Richtung »Liebe« geht. Die Krisen in der Welt und auch unsere persönlichen sind letztlich nur die Manifestationen unseres inneren Gegenpols, der verzweifelt um Erlösung bittet, die ihm, und da bin ich sicher, über kurz oder lang zukommen wird – durch die ganz persönliche und auch kollektive Liebe.

»Göttliche Liebe«

Da nun die »Göttliche Liebe«, wie ich sie nenne, die Transformationen bei der Nullpunkt-Heilung bewirkt, ist es wichtig zu wissen, um was für eine Art Liebe es sich dabei handelt.

Vorausschickend sei schon mal gesagt, dass es natürlich nicht um die romantische Liebe geht, auch wenn das Tor zu ihr sich ebenfalls in unseren Herzen befindet.

Vor ein paar Jahren nahm ich einmal die Hilfe eines spirituellen Heilers in Anspruch. Nach der Behandlung stellte er mir aus heiterem Himmel die Frage: »Was ist Liebe?«

»Ähm« war offensichtlich *nicht* die richtige Antwort, woraufhin er sagte: »Liebe ist bedingungslose Akzeptanz.«

Diese Erklärung brachte jetzt weder mein gesamtes Weltbild ins Wanken, noch kam ich in Gefahr einer spontanen Erleuchtung, und doch hat mich insbesondere die Frage »Was ist Liebe?« weiter beschäftigt.

Sicherlich hat sich der Heiler dabei auf die wahre, pure, reine Liebe bezogen, ob er damit die göttliche gemeint hat, weiß ich nicht. Aber würde dies überhaupt einen Unterschied machen?

Bedingungslose Akzeptanz: Ich weiß nicht, wie dir es geht, aber das Fremdwort »Akzeptanz« ist mir nun zu sehr auf der Verstandesebene angesiedelt – das Wort »Annehmen« ist für mich, obwohl weithin bedeutungsgleich, dennoch der passendere Begriff.

»Göttliche Liebe« ist für mich bedingungsloses Annehmen! Sie bewertet nicht, sie beurteilt nicht, und *ver*urteilen, das wird sie schon gar nicht. Für sie bist du, bin ich, sind wir alle genau so richtig, wie wir sind, zu 100 Prozent okay, ohne Wenn und Aber und ohne die geringste Spur eines Zweifels.

Genau das macht sie göttlich, so machtvoll – und das Schöne ist, dass sie immer da ist und nur darauf wartet, dass wir die Türen in unseren Herzen öffnen.

»Annehmen« ist »Loslassen«. Dieser scheinbare Widerspruch ist eine der grundlegenden Gesetzmäßigkeiten, die ich in den vergangenen Jahren gelernt habe. Doch gleichermaßen machte ich bei mir selbst und bei meinen Klienten die Erfahrung, dass es nicht leicht ist, insbesondere in Krisenzeiten, negative Gefühle, Emotionen, Glaubenssätze, Erfahrungen und so weiter anzunehmen, und weit schwerer noch – bedingungslos. Doch gibt es, was dies betrifft, einen einfachen, leichten Weg?

Im »Take yourself out of the way!« von Gary »EFT« Craig fand ich letztlich die Antwort, die man wohl am zutreffendsten mit »Halt dich raus!« übersetzen könnte.

Was nun die Transformationen bei der Nullpunkt-Heilung angeht, ist dies die Marschroute. Das »bedingungslose Annehmen« übernimmt die »Göttliche Liebe«, die nicht nur ein Teil von dir ist, sondern dein wahres Selbst.

Was den Nullpunkt-Heilungsprozess betrifft, bist du der »Türöffner«. Nicht mehr, aber auch nicht weniger. Das ist es im Grunde nämlich, was Heiler tun – sie öffnen Türen. Denn Heilung ist ausnahmslos Selbstheilung!

Herzenergie

Das Tor zur »Göttlichen Liebe« befindet sich in deinem Herzen bzw. deinem Herzchakra auf Höhe der Brustmitte

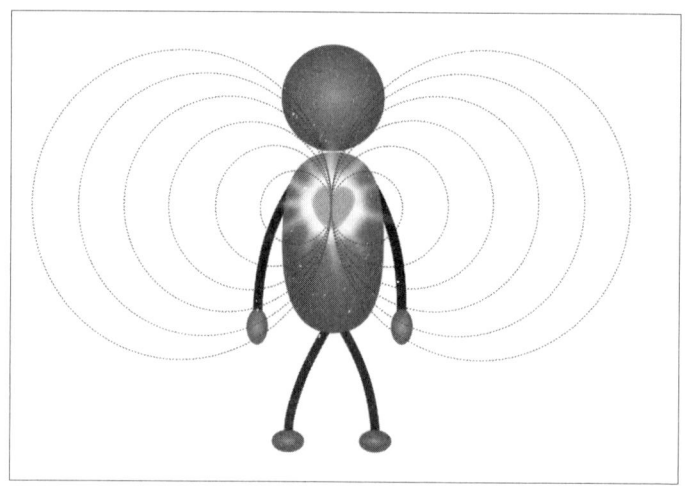

Abbildung 10

(Abbildung 10), das »geöffnet« als verstärkender Sender für diese universale Energie fungiert.

Schon von seiner physischen Funktion her gesehen ist das Herz ein erstaunliches Organ. Es sind in ihm ähnliche neuronale Strukturen wie im Gehirn angelegt – die elektrische Komponente des Herzmagnetfeldes ist etwa sechzig- und die magnetische zirka 5000-mal stärker als die des Gehirns. Letztere kann noch mehrere Meter entfernt vom Körper gemessen werden, wie in Abbildung 10 angedeutet wird.[25]

»Ich liebe mich in diesem jetzigen Augenblick – ich will damit nicht warten, bis ich abgenommen oder einen neuen Liebhaber oder dies oder jenes gefunden habe. Dieser Moment ist meine Wirklichkeit und ich weiß, allein hier und jetzt ist der Zeitpunkt, zu dem ich anfangen kann, mich so

zu lieben und anzunehmen, wie ich bin. Bedingungslose
Liebe ist Liebe ohne Erwartungen, und auf diese Weise will
ich mich lieben. Bedingungslose Liebe bedeutet, alles so
anzunehmen, wie es ist.«

LOUISE L. HAY[26]

Vertrauen

»Schwimme mit dem Strom, und du gelangst niemals zur
Quelle.
Schwimme gegen den Strom, und du trittst auf der Stelle.
Vertraue dem Strom, und du bist die Quelle.«

ANDREAS TENZER[27]

»Vertrauen« ist einer der letzten Punkte, die noch auf meiner Agenda für den allgemeinen Teil stehen, und wohl der
Aspekt, der am meisten Zeit spart, den Nullpunkt-Heilungsprozess wie auch jegliches »Manifestieren« von Wünschen und dergleichen extrem erleichtert.

Insbesondere passend zu letzterem Thema fiel mir ein
Artikel von Dr. Robert Anthony zu. Er trägt den Titel
»The Trust Factor«[28] (»Der Vertrauensfaktor«), der Untertitel lautet in der Übersetzung etwa »Das *absolute Geheim-*
nis, um das Leben zu erschaffen, das du dir schon immer
erträumt hast«. Was Dr. Anthony unter Vertrauen versteht,
beschreibt er sehr überzeugend in einem Absatz des Artikels, den ich gern für dich übersetze. In dessen Verlauf

spricht er auch vom Super-Bewusstsein, für mich nur eine
weitere mögliche Bezeichnung für das Göttliche:

»Was ist Vertrauen? Meine Definition für Vertrauen ist
Glaube in Abwesenheit von Beweis. Ich spreche hier nicht
über religiösen Glauben. Ich spreche über Glauben im
natürlichen Kreationsprozess.
Gibt es irgendeinen *Beweis*, dass dies wahr ist? Das
Paradoxe ist, dass du keinen Beweis haben kannst, bis
du Glauben hast. Viele Menschen sagen: ›Ich werde
Glauben in den Prozess haben, *nachdem* ich Beweise
dafür habe, dass er funktioniert.‹
Das ist in etwa so, wie zu sagen: ›Ich werde Holz in den
Kamin geben, nachdem mir dieses Wärme gegeben hat.‹
Warum erzähle ich dir das? Solltest du je hoffen, glücklich, gesund und erfolgreich zu sein, so musst du *Vertrauen* entwickeln und dir sicher sein, jenseits eines
Schattens von Zweifel, dass, wenn du *loslässt* und dem
natürlichen *Kreationsprozess vertraust*, die Dinge sich
immer zu deinem Wohle entwickeln werden – auch wenn
das Ergebnis sich nicht so darstellt, wie du es erwartet
hast. Du wirst immer *sicher* und *beschützt* sein.
Woher wissen wir, dass wir darauf vertrauen können,
dass das Super-Bewusstsein immer auf unserer Seite ist
und *für* und *nicht gegen* uns arbeitet?
Gut. Zuerst einmal ist der natürliche kreative Prozess
immer zu deinem Wohle, weil du *eins* bist mit dem
Super-Bewusstsein, das dahintersteht. Du und ich und
die Super-Bewusstseinsenergie sind *eine* Energie. Da wir
eins sind, warum sollte das Super-Bewusstsein *sich selbst*
schaden? Warum sollte es irgendetwas zurückhalten?

Was immer es *für uns tut* und *uns an-tut*, tut es *für sich*
und *sich selbst an.*«

In Krisenzeiten ist es ganz normal, dass unser »Selbst-Vertrauen« nicht gerade hoch ist – sonst wären wir nicht in einer Krise. Mehr Vertrauen in das Göttliche zu entwickeln
ist meiner Erfahrung nach nicht nur in solchen Situationen
einfacher und leichter, als sich auf die eigene Person zu
stützen, da wir auf der spirituellen Glaubens- und Ver-
trauensebene im Allgemeinen keine Beweise einfordern.

Ist nun das Vertrauen in das Göttliche gestärkt, ein wichtiger Schritt bei der Nullpunkt-Heilung, was glaubst du
wohl, wie sich dies auf das »Selbst-Vertrauen« auswirkt?

Ganz genau, positiv natürlich! Denn das Göttliche und
das wahre Selbst sind – *eins.*

Dabei dürfen wir uns ruhig das Beste wünschen. Billy
Smith, ein »Heil-Prediger« aus den USA, der über einen
schweren Unfall zu Gott gefunden hat, sagt sinngemäß oft
in seinen Heilgottesdiensten in Deutschland:

»Ach, ihr Deutschen. Ihr seid immer so bescheiden. Immer
wenn ihr zu mir kommt, wollt ihr, dass es euch ein wenig
bessergeht. Das ist aber nicht das, was Gott will!
Gott will, dass es euch großartig geht! Er will nicht, dass ihr
etwas weniger krank seid – er will, dass ihr vollkommen
gesund seid!

Smith bezieht sich mit diesen Worten zwar insbesondere
auf körperliche Beschwerden und Erkrankungen, doch

nachdem ich so einiges von ihm gelesen und viele Audios von ihm gehört habe, weiß ich, dass für ihn der Zustand »vollkommen gesund« auch für den beruflichen, finanziellen und für den Beziehungsbereich gilt.

Somit würde es dir also wohl eher nutzen als schaden, an das Göttliche (in dir) zu glauben und ihm zu vertrauen!

»Unterbewusstsein – Bewusstsein (Verstand) – Über-Bewusstsein (Göttliches)«: Wenn wir einmal die zweite bzw. mittlere »Instanz« ausklammern, so haben wir auch hier eine (scheinbare) Polarität.

Viel wurde schon über die Macht des Unterbewusstseins geschrieben, und sicherlich kennst du auch die Eisberganalogie, bei der das Bewusstsein (Verstand) mit dem kleinen Teil über der Wasseroberfläche gleichgesetzt wird und das Unterbewusstsein mit dem riesigen darunter.

Was nun bei diesem Bild in der Regel fehlt, ist die Bezeichnung des ganzen Universums, das nicht nur den Eisberg umgibt, sondern ihn auch durchdringt. Ich nenne es »das Göttliche«, von dem hier die Rede ist, andere nennen es »Reines«, »Super«-, »Über-« oder »Supra-Bewusstsein« und so weiter.

Wie nun der Eisberg Teil des Universums ist, so sind auch Bewusstsein und Unterbewusstsein Teil des Göttlichen, nicht getrennt, sondern miteinander verbunden und von ihm durchdrungen.

Vielleicht hilft dir ja diese abschließende Metapher zu verstehen, welches Potenzial du bei der Nullpunkt-Heilung nutzt und dass der Prozess damit positive Veränderungen auf allen Ebenen und in allen Instanzen bewirken kann, wenn die Tür zum Vertrauen in diese Kraft wenigstens einen Spalt offen ist.

Gottes Hand

Im fernen Süden hatten einmal zwei Mönche je einen Ölbaum gepflanzt.

»Herr«, bat der eine, »sende einen erquickenden Regen, dass mein Bäumchen Wurzeln fassen kann!« Und der Herr erfüllte die Bitte. »Nun darf die Sonne scheinen«, sagte der fromme Mönch. »O Herr, lass den Himmel sich klären!« Da kam die Sonne und erwärmte die feuchte Erde.

»Wenn jetzt der Frost kommen möchte«, dachte der Mönch eines Tages, als es ihm gut dünkte, »damit die Rinde erstarke!« Und siehe, bald hatte ein silberner Reif sich auf das Bäumchen gelegt. Da ging das Bäumchen ein.

Traurig trat der Klosterbruder in die Zelle des anderen Mönchs. »Dein Baum steht frisch und blühend, und meiner ist eingegangen, trotz allem!«, sagte er diesem, und er erzählte ihm, was er alles getan hatte.

»Ich habe mein Bäumchen ganz in Gottes Hand gestellt«, sagte der zweite Mönch, »denn ich dachte mir, er, der die Bäume erschaffen hat, muss am besten wissen, wessen sie bedürfen. So habe ich Gott keinen Rat erteilt und keine Bedingungen gestellt, sondern nur gebetet: ›Tu deine milde Hand auf, nimm dich seiner an!‹«[29]

Intuition

»Man muss den Schlüssel finden, der alle Himmelstore, alle Gärten der Verzückung, öffnet. Und dieser Schlüssel ist deine Intuition.«

KRISHNAMURTI[30]

Vertrauen in die eigene Intuition ist ein weiterer wichtiger Punkt bei der Anwendung der Nullpunkt-Heilung. Dazu muss man vielleicht seine gewohnten Denkpfade verlassen. Denn wie zum Beispiel einst Einstein sagte, kann man Probleme niemals mit derselben Denkweise lösen, durch die sie entstanden sind.

Ich würde vielleicht eher sagen, und vielleicht meinte Einstein dies auch so: »Probleme kann man niemals auf derselben Bewusstseinsebene lösen, auf der sie entstanden sind.«

Nun, und du wirst mir sicherlich zustimmen, entstehen unsere Probleme auf der Verstandesebene. Hätten wir ein Problem, wenn wir nicht dächten, dass wir eins hätten? Nein – denn wir haben nur ein Problem, weil wir denken, dass wir eins haben.

Ich frage mich gerade, wie ich jetzt wieder die »Kurve« zurück zum ersten Satz bekomme. Solange ich mir das überlege, eine kleine »Denk-Anekdote«:

Als Christoph Daum die Frankfurter Eintracht trainierte, wurde er vom ZDF ins »Aktuelle Sportstudio« eingeladen. Dabei ging es auch um die Tor-Flaute bei einem seiner Stürmer. Daums Erklärung war nun, dass dieser sich, was das Toreschießen beträfe, in einem »Denk-gefängnis« befände.

Diese Bezeichnung war natürlich ein gefundenes Fressen für die Presse. Ich persönlich fand und finde seine wunderbare Wortschöpfung richtig klasse, denn sie beschreibt so zutreffend, wo wir Menschen uns leider viel zu oft befinden – im »Denkknast«!

Die höhere Ebene, und ich glaube, damit kriege ich die Kurve, was nun das Denken betrifft, ist für mich die – Intuition. Sie ist, und das kommt mir gerade eben, die Synthese der Polarität »Nichtdenken – Denken«.

Als kinesiologisch geschulter »Türöffner« war ich lange vom Vertrauen in meine Intuition her, was die problemspezifische Ursachenforschung betrifft, sagen wir mal: etwas unterbe-licht-et. Meine langjährige EFT-Praxis stärkte zwar Schritt für Schritt dieses Vertrauen, doch als ich dann das Energetische Korrigieren in Form der Yuen-Methode bei meinem befreundeten Kollegen Roland Kenzler kennenlernte, waren wieder viele Zweifel da. Roland verzichtet bei seiner Interpretation der Methode ganz auf den kinesiologischen »Muskeltest«.

Nun, wenn das Vertrauen in meine Intuition bei EFT bei 100 ist, so war dieses bei Yuen nicht mal bei 25. Immer wieder erwischte ich mich dabei, meine »Ein-Gaben« mit dem Muskeltest, Selbsttest oder auch Tensor (Einhand-rute) zu kontrollieren. Ob ich ab und an einmal *intuitiv* falschlag, weiß ich nicht, doch weil meine Überprüfungen meine Intuition fast ausnahmslos bestätigten, verzichtete ich mehr und mehr auf die Nachkontrolle.

Die eigene Intuition statt des kinesiologischen Muskeltests zu verwenden hat zwei wesentliche Vorteile. Es geht

schneller, und du erhältst wesentlich mehr Daten als ledig-
lich ein Ja (stark) oder Nein (schwach) auf deine Fragen.
Bilder, Gefühle, Emotionen, Wörter, Sätze – das ganze
Sinnesspektrum steht dir intuitiv zur Verfügung.

Je mehr Informationen du wiederum erhältst und transformieren lässt, desto effektiver wirst du sein, was die
Neutralisation der jeweiligen Pole und letztlich deren Verschmelzung betrifft.

Die Nullpunkt-Heilung ist damit auch Intuitionsschu-
lung. Du wirst lernen und erfahren, wie intuitiv du bist,
wenn du dich »raushältst«, was das Denken betrifft.

Auf der Intuitionsebene gibt es auch kein »Falsch« oder
»Richtig«. Diese Pole verschmelzen hier zu …

… vielleicht möchtest du dies ja einmal selbst erfor-
schen? Tu einmal so, als wären die beiden Pole neutralisiert. Du bist mit dem »Falsch« in Frieden, und das Gleiche
gilt auch fürs »Richtig«. Noch befinden sie sich, voneinander getrennt, auf der Verstandesebene, bilden dort die Basis
eines gleichschenkligen Dreiecks, dessen Spitze auf der
Intuitionsebene liegt. Welche Synthese würde wohl entstehen, wenn die beiden Pole dort (Spitze) verschmölzen?

Gibt es ein Gefühl, eine Emotion, ein Bild, ein Wort
oder einen Satz *in* diesem Punkt?

Als ich vor einer Viertelstunde zu dieser kleinen Übung
inspiriert wurde, kam mir unvermittelt das Wort »göttlich«
in den Sinn.

Nachdem ich daraufhin die Nullpunkt-Heilung-Kurzform auf die Polaritäten »Falsch – Richtig« in Bezug auf
Intuition angewandt hatte, gingen meine Mundwinkel von
selbst nach oben, und das begleitende Gefühl kann ich
wirklich am besten mit dem Begriff »göttlich« beschreiben.

Vielleicht würdest du es ganz anders nennen, doch liegen wir beide emotional sicherlich nicht weit auseinander.

Bei der Nullpunkt-Heilung ist deine Intuition insbesondere bei der Ursachenerforschung gefragt. Vergleichen könnte man dies mit einem Pingpongspiel zwischen Verstand und Intuition. Doch dazu komme ich später.

Im »Jetzt« offenbart sich das Göttliche und – die Intuition. Dies liegt nicht nur daran, dass beide eng miteinander in Verbindung stehen, sondern auch daran, dass im Jetzt der Denker Funkstille hat. Wenn überhaupt, so bist du im Jetzt eher die Präsenz, die die Gedanken beobachtet.

»Wer denkt (das)?« ist angesichts deiner eigenen Gedanken übrigens eine tolle Frage, um schnell einen höheren Bewusstseinszustand zu erreichen. Mit ihr ist der Denker (Verstand) so überfordert, dass er meist sofort abschaltet und sich gleichermaßen die Tür des Jetzt öffnet.

Vergegenwärtigen solltest du dir vielleicht noch, wie oft dich dein Verstand in die Irre geführt hat und wie oft dies bei deiner Intuition der Fall war. Wer von beiden ist wohl eher deines Vertrauens würdig?

･ ･

Stille

Ein Mönch hatte sich in die Einsamkeit zurückgezogen, um in der Abgeschiedenheit vom lärmenden Leben seine Zeit der Meditation und dem Gebet widmen zu können. Einmal kam ein Wanderer zu seiner Einsiedelei und bat ihn um etwas Wasser. Der Mönch ging mit ihm zur Zisterne, um das Wasser zu schöpfen.

Dankbar trank der Fremde, und etwas vertrau-

ter geworden, bat er den Mönch, ihm eine Frage
stellen zu dürfen: »Sag mir, welchen Sinn siehst
du in deinem Leben in der Stille?«
Der Mönch wies mit einer Geste auf das aufge-
wühlte Wasser der Zisterne und sagte: »Schau
auf das Wasser! Was siehst du?«
Der Wanderer schaute tief in die Zisterne, dann
hob er den Kopf und sagte: »Ich sehe nichts.«
Nach einer kleinen Weile forderte der Mönch
ihn abermals auf: »Schau auf das Wasser der
Zisterne. Was siehst du jetzt?«
Noch einmal blickte der Fremde auf das Wasser
und antwortete: »Jetzt sehe ich mich selbst!«
»Damit ist deine Frage beantwortet«, erklärte
der Mönch. »Als du zum ersten Mal in die Zisterne schautest, war das Wasser vom Schöpfen
unruhig, und du konntest nichts erkennen. Jetzt
ist das Wasser ruhig – und das ist die Erfahrung
der Stille: Man sieht und erkennt sich selbst!«[31]

Illusion

»*Eines Tages wird man offiziell zugeben müssen, dass das,
was wir Wirklichkeit getauft haben, eine noch größere
Illusion ist als die Welt des Traumes.*«

SALVADOR DALÍ[32]

Materie und Realität als Illusion, Täuschung oder »Maya«
zu sehen ist für mich immer noch eine große Herausforde-

rung. In meinem Buch *LOA. Das Gesetz der Anziehung* bin ich folgendermaßen auf dieses Thema eingegangen:

»Materie und Realität sind nur eine Illusion, und wir erschaffen sie durch Beobachtung?
Alle Materie besteht aus Atomen. Diese wiederum bestehen aus 99,99999999 Prozent[33] Nichts, gähnende Leere! Und was da noch übrig bleibt, hat auch noch die Angewohnheit, sich mal als Welle, mal als Teilchen zu präsentieren, mal da und mal weg zu sein, ja eigentlich nur zu existieren, wenn es gemessen beziehungsweise beobachtet wird.«

Im Moment stellt mich übrigens auch dieser Abschnitt vor eine Herausforderung. Ich fange einfach mal an mit »Nutzen – Schaden«.

Dass Materie nur eine Illusion ist, sollte *nicht* deine Einstellung sein, wenn beispielsweise ein Auto direkt auf dich zukommt und du noch wegspringen kannst. Wie du weißt, sehen diese Energieteilchen (Quanten), die sich da als Auto materialisiert haben, das mit Sicherheit ganz anders, und wenn sich nicht du, das Auto oder ihr beide kurz vorm Crash in »Welle« verwandelt, so kann das hässlich enden.

An die Wellentheorie solltest du erst dann fest glauben, wenn es wirklich keinen anderen Ausweg mehr gibt …

Im Falle von Krisen, insbesondere ernsthaften Erkrankungen, kann der »Illusionsfaktor« jedoch sehr hilfreich sein. Meines Erachtens ist es dazu allerdings erforderlich, sich in einem höheren Bewusstseinszustand zu befinden. *Einfach so* zu sagen, zum Beispiel der Krebs sei nur Illusion, wird sicherlich kein geeignetes Heilmittel sein.

Leider ist zum Erreichen dieser Stufe des Bewusstseins jahrelanges tägliches Meditieren von mindestens acht Stunden notwendig – okay, es geht auch schneller. Wie wäre es mit vier Stunden täglich?

Zu viel für dich? Bei welcher Zahl würdest du neugierig werden und weiterlesen? Auch wenn ich deine Zahl nicht kenne, ich bin mir sicher, du liegst damit zu hoch. Ich sage nicht, dass du mit wenigen Minuten zu Beginn und nicht viel später mit wenigen Sekunden einen *permanenten* Bewusstseinssprung machen wirst. Ich schließe es jedoch nicht aus.

Für die Nullpunkt-Heilung ist diese Dauerhaftigkeit auch nicht nötig. Bei ihr genügen in der Regel wenige Minuten in diesem Bewusstseinszustand.

Befindest du dich dann in ihm und erfährst du, wer du wahrhaftig bist, dann erkennst du vielleicht auch, dass es sich bei dem, was du als Realität mit all ihren Problemen ansiehst, nur um eine – zugegeben gute – Illusion handelt.

Ich muss in diesem Zusammenhang auch gerade an den bereits erwähnten Heilprediger Billy Smith denken und an seine Art, das Göttliche um Heilung zu bitten. Dabei handelt es sich in der Regel nur um wenige Sätze wie: »Vater. Ich befehle. Verwandle den *Geist* von Krebs bei … [Name der Person] in vollkommene Gesundheit und Liebe. Ich danke dir.«

Warum erzähle ich dir das alles? Nullpunkt-Heilung ist Veränderungsarbeit. Mit dem Gedanken an die Illusion (Geist) im Hinterkopf werden dir deine Probleme in deiner Vorstellung weniger groß, mächtig, fest, starr und substanziell erscheinen. Dies wiederum wird dein Vertrauen stär-

ken, sie einfach und leicht transformieren zu können. Wenn
das mal nicht hilfreich ist!

*»Padfields Beobachtungen lassen eine interessante Folgerung
zu: Zukünftiges entsteht möglicherweise in einer Art Schwe-
bezustand und tritt erst dann in die sichtbare Wirklichkeit,
wenn ausreichend Übereinstimmung mit atomaren oder
molekularen Mustern im menschlichen Gehirn herrscht.
Wenn solche Muster genügend Dynamik gewinnen, verwandeln sich die entsprechenden Möglichkeiten in sicht- und
greifbare Realität.«*

ALLAN COMBS UND MARK HOLLAND[34]

Deine »Wirklichkeit« ist jeweils die für dich im jeweiligen
Augenblick wahrscheinlichste aus einer grenzenlosen Anzahl von Möglichkeiten.

Alles, was du jemals in der Vergangenheit erlebt hast,
gerade erlebst und noch erleben wirst, geschah, geschieht
und wird geschehen aufgrund der Daten, die über dich und
deine Welt im Quantenfeld bzw. in der Matrix zum jeweiligen Zeitpunkt gespeichert sind.

Nichts, was deine nahe und schon gar nicht ferne Zukunft betrifft, ist jedoch darin in Stein gemeißelt. Wie sagte
schon der weise Yoda: »In ständiger Bewegung ist die Zukunft.«[35] Ändern sich die Informationen, so wird zwangsläufig eine andere Möglichkeit zur wahrscheinlichsten und
diese dann zu einer für dich veränderten Realität.

Sie wird wie auch deine vergangene und momentane
»unvermeidbar« sein, doch durch den Nullpunkt-Heilungs-

prozess wird es sich dabei um eine mehr und mehr positive Wirklichkeit handeln.

Oft bedarf es dazu nur der Transformation von wenigen Daten. Je prägender diese sind, desto mehr wird sich die neue Realität von der alten unterscheiden.

Im kleineren oder auch größeren Ausmaß erleben wir dies tagtäglich. Abends noch zu Tode betrübt, fühlt sich nicht selten der darauffolgende Morgen schon wieder viel positiver an. Der primäre Grund dafür ist, dass Transformationen während des Schlafs stattfinden, in der Regel durch die Verarbeitung des am Tag Erlebten mit Hilfe der schnellen Augenbewegungen oder REM (für *rapid eye movements*).

Am eindrucksvollsten zeigen für mich die Phänomene der multiplen Persönlichkeitsstörung (MPS), wie austauschbar bzw. flüchtig »Realitäten« sein können, wenn extreme Bewusstseinsveränderungen erfolgen.

Die MPS ist eine psychotische Erkrankung. Kurz gesagt teilen sich dabei mindestens zwei Persönlichkeiten (»Bewusstseine«) denselben Körper, und nicht selten weiß nicht einmal die eine etwas von der bzw. von den anderen.

Was nun die Phänomene der MPS betrifft, die für mich den Illusionsfaktor der Wirklichkeit untermauern, hier mal eine kleine Auswahl: Eine Persönlichkeit leidet an Diabetes, die andere ist, was dies angeht, vollkommen gesund. Eine ist kurzsichtig, die andere weitsichtig oder hat eine normale Sehstärke. Die eine hat einen hohen Blutdruck, die andere einen normalen. Eine ist introvertiert, die andere extravertiert, eine Optimist, die andere Pessimist. Die Persönlichkeiten weisen auch Unterschiede auf bei der Augenfarbe, Stimme, Handschrift usw.

Möglicherweise kann man die emotionalen und psychischen Unterschiedlichkeiten noch nachvollziehen. Auch wenn diese für den Außenstehenden nicht so eindrucksvoll sein mögen wie die körperlichen, sichtbaren, erlebt zum Beispiel ein introvertierter Mensch doch eine ganz andere Realität als ein extravertierter. Und sieht nicht die Welt für einen Optimisten völlig anders aus als für einen Pessimisten – mit allen daraus folgenden vitalen Konsequenzen?

Das Göttliche steht nicht nur mit dem Bewusstsein und Unterbewusstsein in Verbindung, sondern auch mit dem Quanten- bzw. Nullpunktfeld. Somit finden die Transformationen bei der Nullpunkt-Heilung auf all diesen »Ebenen« statt. Positivere Quantenmöglichkeiten werden, was ihre Wahrscheinlichkeit betrifft, gestärkt und letztlich »wahr« – bisherige unterliegen der Entropie, verfallen zunehmend.

Bist du bereit für eine positivere Illusion – ich meine natürlich Realität?

. . . .

Die größte Illusion

Als der Zen-Meister erfahren hatte, dass sein ältester Sohn ums Leben gekommen war, weinte er bitterlich. Einer seiner Schüler wandte sich an ihn: »Warum weint Ihr, Meister? Ihr lehrt doch, dass alles Illusion ist.«

Der Meister erwiderte: »Ja, du hast recht. In der Tat ist alles Illusion; und der Tod eines Kindes ist die größte dieser Illusionen.«[36]

. . . .

Die spirituelle »Vereinfachung«

»Spiritualität, die religio perennis, braucht nicht offenbart zu werden, sie ist in uns – in unseren Genen, in unseren Zellen, in unserem Geist. Sie ist – in dem Sinne, in dem C. G. Jung dies erklärt hat – Archetypus.«

JOACHIM-ERNST BERENDT[37]

Mit der »Vereinfachungsabsicht« im Hinterkopf erinnerte ich mich während des Verfassens dieses Buches an das NLP-Modell der sogenannten Logischen Ebenen von Robert Dilts. Dieses bildet den Menschen in seiner Gesamtheit ab und bezieht sich dabei auf die primären Ebenen (je nach Autor zwischen sechs und zehn) der Veränderung. Vereinfacht sieht dies so aus wie in Abbildung 11 dargestellt. Bei den darin enthaltenen Begriffen geht es um Folgendes:

- *Spiritualität:* Wie steht es um Beziehung mit dem Göttlichen?
- *Mission:* Was ist meine Lebensaufgabe?
- *Vision:* Wie soll mein Leben zukünftig aussehen?
- *Zugehörigkeit:* Wem fühle ich mich zugehörig?
- *Identität:* Wer bin ich?
- *Werte:* Was ist mir wichtig?
- *Glaubenssätze:* Was glaube ich?
- *Fähigkeiten:* Was kann ich?
- *Verhalten:* Was mache ich?
- *Umwelt* oder auch *Kontext:* Was habe ich?

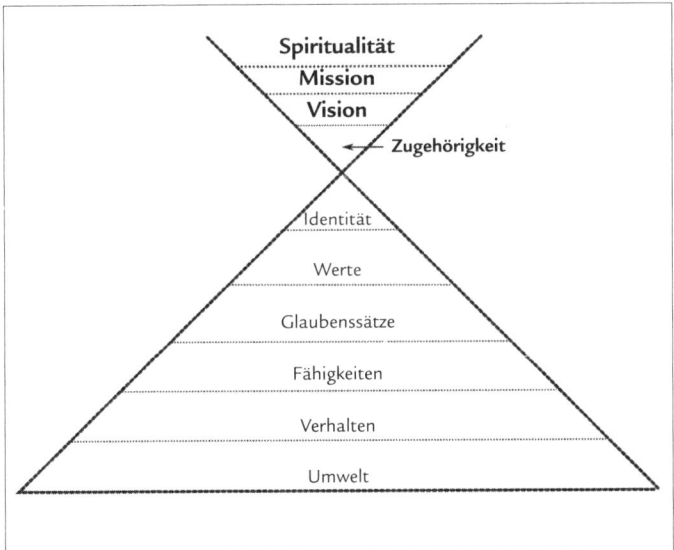

Abbildung 11

Vielleicht fragst du dich gerade, was das denn nun mit
»Vereinfachung« zu tun haben soll. Hier gleich die Antwort: *Veränderungen auf jeder höheren Ebene haben Einfluss
auf die darunter liegende(n).* Erlerne ich beispielsweise eine
neue Fähigkeit, so hat dies großen Einfluss auf mein Verhalten und meine Umwelt. Nach »oben« hin, also in umge-
kehrter Richtung, ist der Einfluss jedoch sehr gering, wenn
er überhaupt vorhanden ist. Sicher ändert es meine Glaubenssätze, was diese neue Fähigkeit betrifft, jedoch bei den
Werten ist wahrscheinlich schon Schluss mit der Verän-
derungswirkung.

Jetzt schau noch einmal auf die Grafik und sieh, wo das
größte Veränderungspotenzial ist? Welche Ebene beein-
flusst alle anderen? Ich weiß, die Frage ist überflüssig,
natürlich handelt es sich um die »Spiritualität«!

Als mir dies wieder zufiel, wurde mir klar, dass Veränderungen nicht nur einfacher, sondern auch effizienter und effektiver im Wesentlichen über diese höchste Ebene zu erreichen sind. Doch wie es häufig so ist, zog diese Antwort auch gleich wieder weitere Fragen nach sich: »Was sind die grundlegenden Aspekte der Spiritualität? Und welche zwei oder drei davon stehen über allen anderen?«

Als Erstes ging ich einmal davon aus, dass die weit überwiegende Mehrzahl der Menschen, die dieses Buch kaufen und lesen, zu den 80 Prozent der Weltbevölkerung gehören, die an eine höhere Macht oder ein höheres Wesen glauben. Die Polarität »Nichtglaube – Glaube« strich ich also *erst mal* von meiner Liste.

Wenig später stieß ich im Internet auf einen kurzen Artikel[38] von Hale Dwoskin, dem Autor des Buches *Die Sedona-Methode*. Soweit ich mich erinnere, stand im amerikanischen Titel: »The only one belief you have to change!« Frei übersetzt: »Der einzige Glaubenssatz, den du ändern musst!« Ich schätze Hale sehr, nicht zuletzt wegen der spirituellen Entwicklung, die er und damit auch die Sedona-Methode in den letzten Jahren gemacht haben.

Ich las weiter: »The only belief you have to change is the belief, that you are separate.« – »Der einzige Glaubenssatz, den du ändern musst, ist der, dass du getrennt [von allem] bist.«

Den Rest des Artikels überflog ich nur, denn meine Antwort hatte ich erhalten. Danke, Hale.

Ich schrieb »Getrennt sein« und den Gegenpol »Eins sein« auf ein Blatt Papier, und mein erster Gedanke war: »Das wird ein dünnes Buch!«

Der zweite die Frage: »Ist das ausreichend?«

Ich führte eine schnelle Polverschmelzung durch, fühlte mich wundervoll verbunden, doch was mir fehlte, war Erdung. Nicht viel, aber wenn ich es in einer Zahl ausdrücken soll, doch etwa 20 bis 30 Prozent.

Es fehlte der »Vertrauensfaktor«! Mit dem Göttlichen verbunden zu sein heißt nicht zwangsläufig, dass du ihm auch zu 100 Prozent vertraust, schon gar nicht in Krisenzeiten.

Auf meinen Zettel, unter die erste Polarität, schrieb ich folglich »Nichtvertrauen – Vertrauen«.

Direkt hintereinander ließ ich dann *beide* Gegensätzlichkeiten verschmelzen, und nun fühlte es sich genau so an, wie es sein sollte: »Göttlich verbunden und wunderbar geerdet.« – Bingo!

Abschließend zu diesem Thema möchte ich noch kurz auf zwei weitere Polaritäten eingehen, die dir im Folgenden begegnen werden.

Bisher haben wir vor allem: »Getrennt sein vom Göttlichen – eins sein mit dem Göttlichen« und »Nichtvertrauen in das Göttliche – Vertrauen in das Göttliche«. Dazu kommt noch »Spirituelle Veränderung – spiritueller Stillstand«.

Vor kurzem hörte ich, dass es in den USA die Angst vor Veränderung in die Top 3 aller Ängste geschafft hat. Die beiden anderen sind die Angst vor dem Tod und die Angst vor öffentlichen Auftritten. Im deutschsprachigen Raum wird dies wohl nicht viel anders sein. Wie kommt das, da doch gerade in Krisenzeiten der Wunsch nach Veränderung eigentlich stark sein sollte?

Sicherlich ist er dies auch, doch durch unsere Erfahrungen in der Vergangenheit assoziieren wir wenig Positives mit Veränderung. Die Angst, dass es noch schlimmer kommt, ist meist sehr viel größer als der Glaube und das Vertrauen in eine Besserung der Zustände.

Bei der Nullpunkt-Heilung geht es nun in erster Linie um Veränderung. Doch was geschieht, wenn diese *erste* »Tür« verschlossen ist? Wenn die Angst sie nicht nur abgeschlossen, sondern zusätzlich noch verbarrikadiert hat und es auch keinen anderen Weg ins »Haus« gibt? Wie komme ich dann an die nächsten »Türen« heran?

Du siehst, wie sinnvoll es ist, dich zuerst einmal dieser Herausforderung zu widmen. *Alle* späteren Transformationen werden davon profitieren!

Sicherlich erinnerst du dich an die erste Polarität, die ich *erst mal* von meiner Liste gestrichen habe. Im Januar 2012 hat sich meine diesbezügliche Meinung geändert, und ich habe »Nicht an das Göttliche glauben – an das Göttliche glauben« wieder hinzugefügt.

Meine Beweggründe dafür waren in erster Linie emotionaler Natur. Kapitel 4 hat sich noch nicht ganz komplett und damit rund für mich angefühlt. Darüber hinaus bietet sich damit den Lesern, die (noch) nicht an die Existenz des Göttlichen glauben, ebenfalls die Möglichkeit, diese Tür zu öffnen. Zudem führen Krisen nicht selten zu Glaubenszweifeln. Nicht nur bislang Unentschlossene werden ziemlich sicher von der Auflösung dieser Gegensätzlichkeiten profitieren, sondern selbst jene mit einem festen und stabilen Glauben *können* hiervon einen Nutzen haben.[*]

---

[*] Übrigens, es klang bereits an, da wir schon bei der Spiritualität sind, soll hier aber noch einmal genauer die ursprüngliche Bedeutung des Wortes »Religion« hergeleitet werden: Das lateinische *religio* stammt vom Verb *religare* für »zurück-, auf-, empor-, anbinden«. Religion ist somit frei übersetzt die *Rück-* oder *Wiederverbindung mit Gott.*

Der Weg zur Erleuchtung

Ein junger Mann suchte einen Zen-Meister auf:
»Meister, wie lange wird es dauern, bis ich Erleuchtung erlangt habe?«
»Vielleicht zehn Jahre«, entgegnete der Meister.
»Und wenn ich mich besonders anstrenge, wie lange dauert es dann?«, fragte der Schüler.
»In dem Fall kann es zwanzig Jahre dauern«, erwiderte der Meister.
»Ich nehme aber wirklich jede Härte auf mich. Ich will so schnell wie möglich ans Ziel gelangen«, beteuerte der Mann.
»Dann«, erwiderte der Meister, »kann es bis zu vierzig Jahren dauern.«[39]

Zusammenfassung des ersten Kapitels

Im nun Folgenden findest du eine kurze Zusammenfassung aller wesentlichen Punkte des ersten Kapitels. Ich hoffe, dies war auch für dich sowohl kurzweilig wie auch erhellend:

– Es hat einen guten Grund, dass dir dieses Buch gerade jetzt und überhaupt »zu-gefallen« ist. Vertrau darauf, dass es dir in irgendeiner Art und Weise bei deiner persönlichen und spirituellen Entwicklung eine wertvolle Hilfe sein wird.
– Bewerte die in diesem Buch vorgestellten Ansichten und

Theorien nicht rein nach ihrer intellektuellen Schlüssigkeit, sondern vor allem danach, ob sie dir eher schaden oder nutzen.

– »Heilung« ist bei der Nullpunkt-Heilung (NPH) im Sinne von »Ganzwerdung« zu verstehen.

– Polaritäten entstehen aus einer ursprünglichen Einheit durch Erfahrungen (Selbst, Ahnen, Kollektiv) und ihren resultierenden Bewertungen.

– Ziel des NPH-Prozesses ist eine Rückführung der jeweiligen Gegensätzlichkeit zur Einheit (Ganzheit) durch das Verschmelzen der jeweiligen Pole. Dies kann nur geschehen, wenn beide Pole, was ihren Informations- bzw. Dateninhalt betrifft, neutral sind. Das Resultat der Vereinigung nennt man »Synthese«.

– Jede NPH bringt dich außerdem automatisch mehr ins Vertrauen, mehr ins Jetzt.

– Alles ist Energie und Information. Die energetische Transformation wird durch die Neutralisation der energiespezifischen Daten bewirkt. Dafür zuständig ist bei der NPH die »Göttliche Liebe«. Du musst nicht an ihr Vorhandensein glauben, doch solltest du offen sein für die Möglichkeit ihrer Existenz.

– Transformation ist *immer* eine Verwandlung zum Guten.

– Geht es um die Auflösung oder Linderung von körperlichen oder seelischen Beschwerden und Erkrankungen, so kann die NPH die dafür notwendigen Voraussetzungen schaffen.

– »Ganzwerdung«: Die Rückverbindung *(religio)* mit der Quelle, dem Göttlichen und die Rückführung von Polaritäten (Trennungen) in ihren Ursprungszustand (Ganzheit) dient in hohem Maße diesem Ziel.

- Jede Art energetischer Intervention mit dem Ziel, die inneren und äußeren Energien wieder ins Gleichgewicht zu bringen bzw. den natürlichen Fluss wiederherzustellen, ist … Quantenheilung.
- Die »neue Quantenheilung« und die NPH sind zwei ähnliche und doch auch unterschiedliche Ansätze im Bereich der Quantenheilung. Solltest du die 2-Punkt-Methode kennen, so hast du sicherlich zu Beginn einen kleinen Vorteil, was die Anwendung der NPH betrifft.
- Lebenskrisen haben oft eine spirituelle Komponente. Distanzierung oder Trennungen vom Göttlichen führen nicht selten zum Verlust von Sicherheit und (Selbst-)Vertrauen. Vielerlei Ängste können die Folge sein.
- Vertrauen ist die wichtigste Voraussetzung für ein Leben mehr im Jetzt.
- Für viele spirituelle Lehrer befinden wir uns gegenwärtig in einer Zeit massiven Bewusstseinswandels. Eine neue Ordnung ist im Entstehen begriffen. Deren »Geburtswehen« sind momentan allgegenwärtig, sollen jedoch in den Jahren nach 2012 abflauen.
- Die NPH ist eine wundervolle Möglichkeit für dich, am »Projekt Goldenes Zeitalter« mitzuwirken.
- Nur im Jetzt steht dir dein ganzes Potenzial zur Verfügung. Im Jetzt gibt es keine Wut, Scham, Schuld, Traurigkeit usw. deine Vergangenheit betreffend und auch keine zukunftsbezogenen Befürchtungen, Sorgen und Ängste.
- Im Jetzt gibt es nur das *Sein*, und lediglich im Jetzt ist eine Verbindung, ein Einssein mit dem Göttlichen möglich.
- Gegensätzlichkeiten können für dein alltägliches Leben

hilfreich sein, doch auch deine persönliche und spirituelle Entwicklung einschränken oder gar blockieren.

– Die Neutralisation von Polaritäten war für viele Jahrhunderte ein Geheimnis. Auch heute gibt es noch wenige Methoden, die Polaritätsarbeit enthalten.

– Das Ergebnis der Verschmelzung zweier Pole bei der NPH ist kein Kompromiss, sondern eine Synthese auf einer höheren Ebene zum Wohle aller.

– Damit ein Pol neutral wird, müssen neben den negativen auch die positiven Informationen transformiert werden. Polneutralität bedeutet, dass dieser für dich hundertprozentig okay ist, du mit ihm vollkommen in Frieden bist. Sind beide Pole einer Gegensätzlichkeit neutral, so erfolgt die Verschmelzung automatisch.

– (Selbst-)Liebe ist die Essenz vieler Bücher zum Thema »spirituelle Heilung«.

– »Göttliche Liebe« ist für mich »bedingungsloses Annehmen«! Sie bewertet nicht, beurteilt nicht, und verurteilen ist schon gar nicht ihre Sache. Das Tor zu ihr befindet sich in deinem Herzen.

– Vertrauen ist der Aspekt, der am meisten Zeit spart, den NPH-Prozess extrem erleichtert und auch jegliches »Manifestieren« von Wünschen begünstigt.

– Intuition ist die Synthese der Polaritäten »nicht denken – denken«.

– Die eigene Intuition anstatt des kinesiologischen Muskeltests zu verwenden hat zwei wesentliche Vorteile. Es geht schneller, und das ganze Sinnesspektrum steht dir intuitiv zur Verfügung.

– Auf der Intuitionsebene gibt es kein »Falsch« oder »Richtig«.

– Im »Jetzt« offenbaren sich das Göttliche und – die Intuition.

– Wenn du deine Krisen und Probleme als, zugegeben
gute, Illusionen entlarvst, so werden sie dir in deiner
Vorstellung weniger groß, mächtig, fest, starr und substanziell erscheinen. Dies wiederum wird dein Vertrauen
stärken, sie einfach und leicht transformieren zu können.

– Am eindrucksvollsten zeigen für mich die Phänomene
der multiplen Persönlichkeitsstörung, wie austauschbar
bzw. flüchtig Realitäten sein können, wenn extreme
Bewusstseinsveränderungen erfolgen.

– Deine »Wirklichkeit« ist jeweils die für dich im jeweiligen
Augenblick wahrscheinlichste – aus einer grenzenlosen
Anzahl von Möglichkeiten.

– Nichts, was deine nahe und schon gar nicht deine ferne
Zukunft betrifft, ist in Stein gemeißelt. Ändern sich die
Informationen, so wird zwangsläufig eine andere Möglichkeit zur wahrscheinlichsten und diese dann zu einer
für dich veränderten Realität.

– Veränderungen auf jeder höheren Ebene haben Einfluss
auf die darunterliegende(n).

– Die spirituelle Ebene ist die höchste und damit diejenige
mit dem größten Veränderungspotenzial. Hier geht es
um die Beziehung zum Göttlichen.

– Glauben, Verbundenheit und Vertrauen sind für mich in
dieser Hinsicht die drei Kernaspekte.

– Die Angst vor Veränderungen ist in der heutigen Zeit
eine der drei vorherrschenden Ängste. Die Bereitschaft
zur Veränderung ist jedoch die Grundvoraussetzung für
effektive Veränderungsarbeit.

Kapitel 2

Die Rückverbindung

Die »göttliche Verbindung« herstellen und verankern

Du weißt, dass für die Transformationen bei der Nullpunkt-Heilung die »Göttliche Liebe« zuständig ist. Wie immer sonst du diese Schöpferkraft auch nennen magst, um sie gezielt zu nutzen, ist es unerlässlich, bewusst eine Verbindung mit ihr herstellen zu können. In diesem Kapitel geht es somit darum, von deiner Seite aus die Tür zum Göttlichen zu öffnen und einen Schalter (Anker) zu setzen, damit du dies später sozusagen wie auf Knopfdruck vollbringen kannst.

Die Tür zum Göttlichen befindet sich in deinem Herzen und kann nur von deiner Seite aus geöffnet werden – nur du hast den Schlüssel.

Eine Eigenschaft der »Göttlichen Liebe« ist, dass sie warten kann. Für sie ist es auch kein Warten, denn für sie existiert Zeit nicht. Sie *ist* einfach! Öffnest du nun die Tür, ist sie da. So war es schon immer, und so wird es auch immer sein. Im selben Moment erfüllt sie dich, und du erkennst, wer du *wirklich* bist. Doch selbst dann, und dies ist eine weitere Qualität, wird sie erst »aktiv«, wenn sie dazu aufgefordert wird. Ansonsten ist sie einfach – da.

Sicherlich war auch deine Tür zum Göttlichen schon einige Male in deinem Leben weit offen, und vielleicht erinnerst du dich ja gerade jetzt an einen solchen Moment.

Im Folgenden stelle ich dir drei Möglichkeiten vor, wie du schnell eine Verbindung herstellen kannst. Teste jede von ihnen mindestens einmal und entscheide danach, welche für dich am besten geeignet ist.

Bevor du mit der Nullpunkt-Heilung oder auch der Nullpunkt-Heilung-Kurzform arbeitest, solltest du mit der Methode deiner Wahl insgesamt mindestens sechsmal die »Verbundenheitserfahrung« gemacht haben.

Vielleicht dauert es zu Beginn einige Minuten, bis die Verbindung zustande kommt, doch aus diesen werden schnell Sekunden werden.

Die ersten »Anwendungen« solltest du in einem ruhigen Umfeld und in entspanntem Zustand durchführen. Danach kannst du dies auch in Situationen tun, in denen du zum Beispiel mit deinen Problemen haderst, auf Gott, die Welt und dich wütend oder einfach nicht gut drauf bist. Du wirst überrascht sein, wie schnell sich die Wertigkeit all dessen für dich, wenn auch vielleicht nur für kurze Zeit, verändern kann.

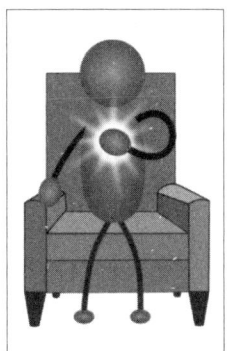

Abbildung 12

Das Setzen des Ankers

Kommen wir nun zum Schalter- oder Ankersetzen. *Jedes Mal*, wenn während der folgenden Übungen die Verbindung mit dem Göttlichen vollkommen ist, du also mit ihm eins bist, dann und erst dann legst du deine linke Hand über dein Herzchakra auf die Mitte der Brust und atmest *einmal* tief ein und aus. Direkt danach öffnest du die Augen, lässt die Hand sinken und »kehrst zurück«.

Setz den Anker wirklich erst, wenn die Tür in deinem Herzen weit offen ist, auf dem Höhepunkt der sinnlichen Erfahrung. Was Letzteres betrifft, tu's lieber einen Augenblick zu früh (noch im Ansteigen) als einen zu spät (im Absteigen).

Falls die Tür zwar offen ist, das Erleben sich jedoch nur auf einen kleinen Bereich rings um dein Herz beschränkt, kannst du diesen in deiner Vorstellung mit dem Wort »Ausdehnen!« so weit vergrößern, wie du es möchtest.

Die drei Möglichkeiten

»*Wer bin ich?*«: Setz dich bequem hin, schließ die Augen, atme einige Male tief durch, entspann dich und stell dir die Frage: »Wer bin ich?« Erlaube jede Antwort.

Nehmen wir einmal an, deine innere Antwort wäre dein Name, dann stell dir die Frage: »Wer bin ich wirklich?« Oder alternativ: »Wer bin ich jenseits von … (Name)?« Stell dir weiter die für dich am besten passende der beiden Fragen (auch wenn du als Antwort »Nichts« erhältst), bis die Antwort »bedingungslose/grenzenlose/›Göttliche Liebe‹« oder ein ähnlicher »*Seins*zustand« ist, den du zuerst tief in deinem Herzen spürst und mit dem du nicht viel später *eins* bist. Denk daran, in diesem Moment deinen Anker zu setzen!

»*Sein*«: Setz dich bequem hin, schließ die Augen, atme einige Male tief durch, entspann dich und sag einmal laut, einmal leise (im Flüsterton) und einmal im Geiste: »*Sein*.«

Welche Variation (laut, leise oder im Geiste) fühlt sich am besten für dich an?

Mit dieser meditierst du nun weiter, nimmst dabei nach jedem »*Sein*« einen tiefen Atemzug, bis du *eins* bist mit dem »*Seins*zustand«, und setzt deinen Anker.

»*Liebe*«: Die Vorgehensweise ist die gleiche wie beim »Sein«, nur dass du diesmal das Wort »Liebe« verwendest. Alternativen dazu wären »Göttliche Liebe«, »Ich bin ›Göttliche Liebe‹« oder, solltest du schon mit Sanskrit-Mantren arbeiten, »Aham Prema«, was wiederum »Ich bin ›Göttliche Liebe‹« bedeutet. Auch hier solltest du den Anker zu setzen nicht vergessen.

> **Wichtig!**
>
> Gleich, welche Möglichkeit du verwendest, atme nach jeder Frage bzw. jedem Wort entspannt einmal, etwas tiefer als normal, ein und aus. Dies unterstützt nicht nur das Herstellen und Erhalten der Verbindung zum Göttlichen, sondern lässt dich auch die Erdung nicht verlieren.

Nach der sechsten »*Seins*erfahrung« mit der Methode deiner Wahl sollte der Anker so weit etabliert sein, dass, wenn du die Hand auf deine Brustmitte (Herzchakra) legst, eine Verbindung zu der Kraft in deinem Herzen spürbar ist. Mag sich die diesbezügliche Intensität auch sehr gering anfühlen, sie ist ausreichend für die Nullpunkt-Heilung.

Die Hand auf die Brust zu legen, um eine Verbindung mit dem Göttlichen aufzunehmen, ist an und für sich schon ein international gebräuchlicher natürlicher »Anker«. Sicherlich hast auch du dies in deinem Leben schon Hunderte Male getan, wenn auch zumeist unbewusst, in der Regel dann, wenn du mit schlimmen Dingen konfrontiert wurdest oder etwas Wunderschönes erlebt hast.

Diesen natürlichen »Schalter« hast du nun intensiviert zur Verfügung. Verwende ihn bewusst in negativen Situationen, um diese zu transformieren, und in positiven, um ihn weiter »aufzuladen«.

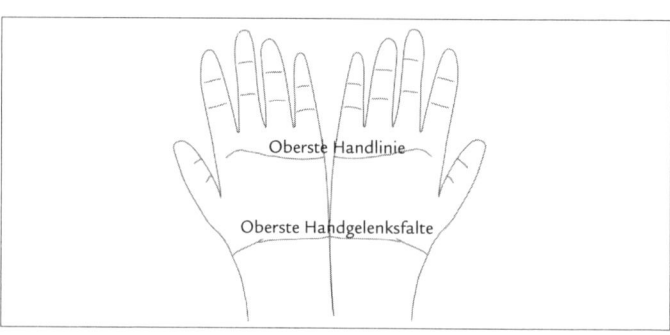

Abbildung 13

Ein kleines Experiment

Vielleicht möchtest du ja ein wenig mit diesem Anker spielen? Dann schlage ich dir folgendes Experiment vor, das du gern im Sitzen durchführen kannst.

Schritt 1: Leg deine Hände so aneinander, wie es in Abbildung 13 gezeigt wird. Ob sich die oberste Handgelenksfalte oder Handlinie dabei in einem Punkt berühren, bleibt sich gleich. Sei diesbezüglich aber so genau wie möglich.

Aus dieser Ausgangsstellung heraus klappe nun beide Hände zusammen. Diese befinden sich jetzt in »Gebetshaltung«. Sieh zu, dass du sie beim Zusammenklappen weder nach oben noch nach unten verschiebst.

Überprüfe gleich darauf die »Länge« der beiden Mittelfinger. In der Regel ist einer von ihnen »kürzer« als der andere. Sollten sie jedoch gleich »lang« sein, so wähle für den nächsten Schritt den der rechten Hand.

Schritt 2: Halt nun wie in Abbildung 14 dargestellt die offene Hand (Handfläche weist nach unten) mit dem »kür-

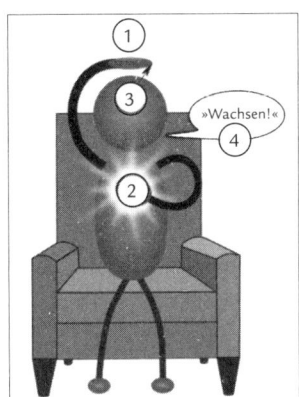

Abbildung 14

zeren« Mittelfinger (bei gleicher Länge die rechte) zirka 10 Zentimeter locker über den höchsten Punkt deines Kopfes (1).

Leg anschließend die Handfläche der anderen Hand auf die Mitte deiner Brust über das Herzchakra und atme einmal tief ein und aus (2).

Schließ nun die Augen, konzentrier dich auf den Mittelfinger der Hand über deinem Kopf und stell dir vor, wie dieser Finger etwas länger wird (3).

Atme noch einmal tief ein und aus und sag gleich darauf laut: »Wachsen!« (4)

Bleib mit der Aufmerksamkeit beim Mittelfinger *und* den nächsten drei bis fünf entspannten Atemzügen. Misch dich nicht ein, was das »Längerwerden« betrifft – lass es einfach geschehen.

Schritt 3: Öffne gleich darauf die Augen, wiederhole Schritt 1 in derselben Art und Weise wie zuvor und überprüfe, ob eine Verlängerung des »kürzeren« (bzw. rechten) Mittelfingers eingetreten ist.

In meinem ersten Nullpunkt-Heilung-Seminar nach
meinem Herbsturlaub 2011 waren alle Teilnehmer ausnahmslos begeistert von diesem kleinen Experiment. Aus
diesem Grund entschloss ich mich auch, es in mein Buch
aufzunehmen.

Sollte es bei dir beim ersten Mal nicht so recht klappen
(in einer Gruppe ist es einfacher wegen der verstärkten
Energie), so versuch es erneut zu einem anderen Zeitpunkt.

Geh auch nicht von »Verlängerungen« im Zentimeter-
bereich aus. In der Regel betragen diese nur 1 bis 2 Milli-
meter oder liegen noch darunter.

Da die Wirkung meist nur wenige Minuten vorhält, ist
diese Übung lediglich bedingt geeignet, um andere Kör-
perteile wachsen zu lassen … Allerdings fehlen mir diesbezüglich auch jegliche Erfahrungswerte.

Kapitel 3

Die Zutaten des Grundrezepts für die Nullpunkt-Heilung

Das Grundrezept für die Nullpunkt-Heilung besteht aus den folgenden drei Zutaten: intuitive Ursachenforschung, Transformation und Verschmelzung. Auf jede werde ich in diesem Kapitel eingehen, und du kannst schon mal mit Hilfe kleiner einfacher Übungen erste Erfahrungen mit ihnen sammeln.

Intuitive Ursachenforschung und Transformation

Da diese beiden Zutaten bei der Nullpunkt-Heilung eng miteinander verknüpft sind, bespreche ich sie hier auch nicht getrennt, sondern gemeinsam.

Bei der intuitiven Ursachenforschung geht es um die Beschaffung von Informationen bzw. Daten. Es ist wie bei einem Pingpongspiel zwischen dem Verstand und der Intuition: Der Verstand stellt die Frage, lässt diese los, wartet, und die Intuition antwortet.

Diese Antwort kann auf allen Sinneskanälen erfolgen. Vielleicht hörst oder siehst du innerlich ein Wort, einen Satz oder eine Zahl, ein Gedanke taucht auf, oder du siehst ein Bild bzw. einen kleinen Film. Diese Informationen begleitende, aber auch davon unabhängige Körpergefühle (zum Beispiel Druck auf der Brust, ein Stechen im Magen oder Wärmegefühl im Nacken) und Emotionen (zum Beispiel Ärger, Angst, Schuld, Freude) sind weitere oft auftretende Reaktionen. Vielleicht schmeckst oder riechst du auch etwas Spezielles, oder du bemerkst, wie sich deine Atmung verändert.

Um möglichst viele dieser Informationen wahrzunehmen (du wirst mit der Zeit immer besser darin werden), ist es nötig, so gut es geht, eine *neugierige* Beobachterposition im Jetzt einzunehmen. Beobachte einfach, was du nach dem Stellen der Frage in Hinblick auf dein Inneres und deinen Körper wahrnimmst. Sei geduldig und warte. Auch wenn es manchmal mehrere Sekunden dauert, irgendetwas wird in deinem Geist erscheinen. Hinterfrage und bewerte dieses Etwas nicht, sondern *lass* es, egal, ob negativer oder *positiver* Natur, sofort transformieren. Dieses initiierst du, indem du das Wort »Transformieren« laut, leise oder im Geiste aussprichst.

Wichtig: Die Intention hinter »Transformieren« ist folgende. Jedes Mal, wenn du dieses Wort laut, leise oder im Geiste aussprichst, erteilst du der »Göttlichen Liebe« die Erlaubnis und den Auftrag, die göttliche Ordnung (Frieden) herzustellen in Bezug auf die erschienenen Informationen und alle anderen, die mit ihnen verbunden sind.

Deine Aufgabe, was die Transformation betrifft, ist … dich herauszuhalten!

Intuition und Transformation bedürfen verschiedener Aspekte des Göttlichen. Bei Ersterer richtest du deine Fragen an den Teil, der die Antwort kennt. Bezeichnen könnte man diesen oder diese mit »Unterbewusstsein«, »kollektives Unterbewusstsein« oder auch »Quanten-« bzw. »Nullpunktfeld«. Das Göttliche stellt für dich sozusagen die Verbindung her.

Bei der Transformation geht es rein um die »Göttliche Liebe«. Hier verwendest du den »Verbindungsanker« aus dem vorherigen Kapitel.

Damit für dich die jeweilige Absicht klar ist, schlage ich dir noch einen weiteren Anker für den Intuitionsteil vor, der zwar auch die Tür zum Göttlichen öffnet und offenhält, dir jedoch gleichzeitig noch zusätzliche Erdung und Klarheit im Jetzt gibt. Man könnte ihn mit »einarmiger Gebetshaltung« bezeichnen, wie man sie oft bei buddhistischen Mönchen sieht (Abbildung 15). Dabei berührt die Daumenrückseite der linken Hand die Brustmitte (Herzchakra), die Fingerspitzen zeigen nach oben und die Handkante direkt nach vorn von dir weg. Die Mönche machen dies übrigens vor allem, um das Herz offenzuhalten.

Über kurz oder lang wirst du auf alle Anker verzichten (können). Du wirst wissen, wann es so weit ist. Für den Einstieg sind sie jedoch eine große Hilfe.

Übung Ursachenforschung und Transformation

Für dieses Experiment nehmen wir zur Vereinfachung mal keine Polarität, sondern ein spezifisches kleines Alltagsproblem und, um es so praktisch wie möglich zu machen, die

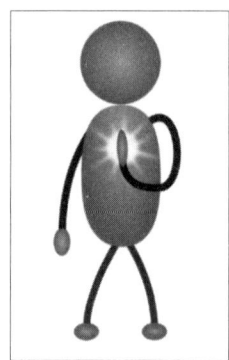

Abbildung 15

sechs Kernaspekte und entsprechenden Hauptfragen der Nullpunkt-Heilung a bis f, die du auch im Anhang findest.

Gibt es in deinem Leben irgendetwas, *keine* »große Sache«, was dich aber (immer wieder) ein wenig ärgert, erzürnt oder traurig macht oder leichte Schuld- oder Angstgefühle in dir weckt?

Notiere dieses Problemchen in zwei, drei Worten, und wenn du möchtest, kannst du die emotionale Intensität auch noch bewerten. Verwende dazu eine Skala von 0 bis 10, wobei 0 bedeutet, dass du mit dem Thema vollkommen in Frieden bist (neutral), und 10, dass von Frieden keine Spur ist. Wie so etwas aussehen kann, zeige ich dir mal an einem eigenen Beispiel.

Unweit meines Hauses ist eine Straßenbaustelle, und alle gefühlte fünf Minuten fährt ein Radlader im Höchsttempo an meinem Schreibzimmer vorbei. Notiert habe ich: »Radladerlärm« und den »Neutralitätswert« 8.

Ob du dieses Experiment im Stehen, Sitzen oder Liegen durchführst, ist unerheblich, auch wenn wir später bei der Nullpunkt-Heilung in der Regel im Stehen arbeiten.

Lies die folgende Anleitung bitte ein- bis zweimal durch, bevor du beginnst.

Wichtiger Hinweis

Die intuitive Befragung kann, wenn auch in seltenen Fällen, heftige Emotionen und Gefühle auslösen. Sollte dies einmal passieren, so bleib ruhig. Lass oder leg die Hand auf die Mitte der Brust, konzentrier dich, so gut es geht, auf deinen Atem und sag einmal leise oder laut »Transformieren«, wenn nötig auch mehrmals im Abstand von zwei bis drei Atemzügen, bis du dich wieder wohl fühlst.

Ganz allgemein solltest du mit folgender Einstellung in jede »Sitzung« gehen: »Es wird nur das hochkommen, womit ich umgehen kann« bzw. »Egal, was hochkommt, ich kann damit umgehen«.

Mach es dir so bequem wie möglich. Bei der Befragung und Transformation kannst du die Augen offen oder geschlossen halten. Ich persönlich ziehe Letzteres vor.

a) Widerstand gegen die Transformation

»Was ist der Hauptwiderstand gegen die Transformation von ... (Radladerlärm)?«

So geht's: Du nimmst die »einarmige Gebetshaltung« ein (Abbildung 16), atmest einmal tief ein und aus, stellst die Frage und wartest.

Wenn nun negative oder positive Informationen (Bilder,

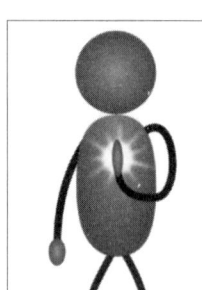

Abbildung 16

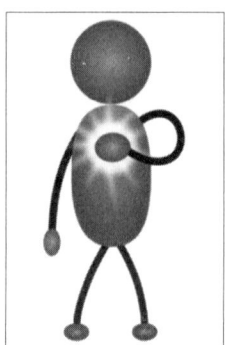

Abbildung 17

Gedanken, Gefühle, Emotionen, Wörter, Sätze usw.) in deinem Inneren auftauchen, klappst du einfach die Hand um (sodass die Handfläche auf der Brustmitte liegt [Abbildung 17]), machst einen tiefen Atemzug, sagst laut, leise oder im Geiste: *»Transformieren«*, konzentrierst dich auf zwei bis drei folgende tiefe Atemzüge, und das war's in der Regel auch schon. Oft weißt du, wann die Transformation abgeschlossen ist. Wenn nicht, dann geh davon aus, dass dies spätestens nach dem dritten Atemzug der Fall sein wird.

Es kann sein, dass die Transformation weitere den Aspekt oder das Thema betreffende Daten hochspült. Ist dies der Fall, so machst du einen Atemzug – »*Transformieren*« – und lenkst deine Konzentration auf weitere zwei bis drei Atemzüge, bis keine weiteren Informationen mehr auftauchen, bevor du zur nächsten Frage gehst.

Solltest du einmal keine »Antwort« auf eine Frage erhalten, so bedeutet dies keineswegs, dass da nichts wäre, sondern lediglich, dass du nicht unbedingt wissen musst, was da ist.

Trifft dies zum Beispiel bei dieser ersten Frage zu, so ersetzt du »*Transformieren*« durch »Hauptwiderstand – *transformieren*«.

Wenn ich »tiefer Atemzug« schreibe, so meine ich ein *ganz sanftes*, etwas tieferes Ein- und Ausatmen als normal. Übertreib es nicht. Schwindlig sollte dir dabei nicht werden. Allein schon die Konzentration auf den Atem bewirkt in der Regel seine Vertiefung.

Die Atemzüge bei der Transformation dienen der Verbindung zum Göttlichen und der Erdung. Die Konzentration darauf beschäftigt den Verstand und ist damit ein effektives »Ablenkungsmanöver«, das dir hilft, dich gedanklich herauszuhalten.

Das »Umklappen« der Hand ist das Zeichen dafür, dass es jetzt um die »Göttliche Liebe« geht. Normalerweise wird dir dies ein Lächeln auf die Lippen zaubern, das du bis zum Ende der Transformation bzw. bis es zur nächsten Frage kommt, beibehalten solltest. Sollte sich dieses Lächeln nicht von allein einstellen, so sorg selbst dafür.

Für Chunyi Lin, einen meiner Lehrer, ist SMILE (Lächeln) ein Anagramm für:

Start (Starte)
My (meinen)
Internal (internen)
Love (Liebes-)
Engine (Motor)

Jede Transformation sollte von einem Lächeln begleitet werden.

Ich bin überzeugt davon, dass du das Prinzip verstanden hast. Deswegen gehe ich nur kurz auf die folgenden Aspekte und Fragen ein.

b) Erfahrungen

»*Was ist die Ursprungserfahrung bezüglich … (Radlader-lärm)?*«

Ob die Antwort nun negativer oder positiver Natur ist: »*Transformieren.*«

Keine Antwort: »Ursprungserfahrung – *transformieren.*«

c) Karmische Einflüsse

»*Gibt es karmische Einflüsse bezüglich … (Radladerlärm)?*«

Ob die Antwort nun positiver oder negativer Natur ist: »*Transformieren.*«

Keine Antwort: »Karmische Einflüsse – *transformieren.*«

d) Emotionen

»*Was ist die Hauptemotion bezüglich … (Radladerlärm)?*«

Ob die Antwort nun positiver oder negativer Natur ist: »*Transformieren.*«

Keine Antwort: »Hauptemotion – *transformieren.*«

e) Vorteile/Nachteile

Vorteile:

»Was ist der Hauptvorteil bezüglich … (Radladerlärm)?«
Ob die Antwort nun positiver oder negativer Natur ist:
»Transformieren.«
Keine Antwort: »Hauptvorteil – *transformieren.«*

Nachteile:

»Was ist der Hauptnachteil bezüglich … (Radladerlärm)?«
Ob die Antwort nun positiver oder negativer Natur ist:
»Transformieren.«
Keine Antwort: »Hauptnachteil – *transformieren.«*

Zur Erinnerung

Vorteile können sowohl positive wie auch negative Daten enthalten – Nachteile negative wie auch positive.

---

f) Restladungen

Der letzte Aspekt ist gleichsam ein Test und dient der Transformation eventueller »Restladungen«.

Die Vorgehensweise ist die gleiche wie bei allen vorherigen Fragen, nur dass du anstatt der Frage laut das Thema … (Radladerlärm) aussprichst (auf die »einarmige« Gebetshaltung kannst du verzichten) und alle aufkommenden Informationen, negative wie auch positive, transformieren lässt.

Dies wiederholst du dann so lange, bis sich … (Radladerlärm) für dich neutral anfühlt, du mit ihm in Frieden bist.

Sollten, wenn du zukünftig mit dem Thema konfrontiert wirst, noch Informationen (Gefühle, Emotionen usw.) auftauchen, so lass sie *direkt* transformieren:

1. Leg die Handfläche auf die Brustmitte.
2. Nimm einen Atemzug.
3. Sag laut, leise oder im Geiste: »*Transformieren.*«
4. Richte deine Konzentration auf weitere zwei bis drei Atemzüge.

Nützliche Anregung

Diese vier kleinen Schritte sind auch wunderbar geeignet, wenn schnelle Selbsthilfe bzw. Entspannung gefragt ist.
In den unterschiedlichsten Situationen habe ich beispielsweise so einige negative Bilder, die als erste Reaktion in den Sinn kamen, mal schnell transformieren lassen. Bisher ist danach keines von ihnen wiederaufgetaucht.

Sammle in den nächsten Tagen noch weitere Erfahrungen mit der intuitiven Ursachenforschung und Transformation. Nach drei bis vier Anwendungen bist du sicherlich optimal vorbereitet für diesen Teil der Nullpunkt-Heilung, auch wenn es bei ihm um Polaritäten geht und es zu vier der sechs Aspekte noch jeweils eine zweite Frage gibt.

Übrigens ist gerade wieder der Radlader an meinem Fenster vorbeigefahren. Zugegeben, ein Hauch von »Nicht-Frieden«, sprich Ärger, war noch da, doch verwandelte dieser sich in nicht mal einer Sekunde in ein Lächeln auf meinen Lippen.

Das Verschmelzungsritual

Das Verschmelzungs»ritual« stellt nicht nur den Abschluss jeder Nullpunkt-Heilung (NPH) dar, mit ihm lernst du auch gleichzeitig die Nullpunkt-Heilung-Kurzform (NPH-K) kennen.

Zum Experimentieren habe ich für dich vier Gegensätzlichkeiten ausgewählt, deren Auflösung sich sicherlich positiv auf die spätere Nullpunkt-Heilung-Anwendung auswirken wird.

Die erste Selbsterfahrung wirst du gleich mit der Polarität »Nichtvertrauen in die Nullpunkt-Heilung – Vertrauen in die Nullpunkt-Heilung« machen.

Lies bitte zuvor die folgende Anleitung ein- bis zweimal, damit du mit der Vorgehensweise vertraut bist.

Übung Verschmelzung

Stell dich so entspannt hin wie möglich, die Füße etwa in Hüftbreite nebeneinander (Abbildung 18). Schüttle deine Arme und Hände aus und aktiviere danach deine Handchakren durch das Aneinanderreiben deiner Hände (Abbildung 19).

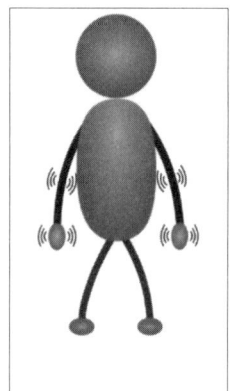

Abbildung 18

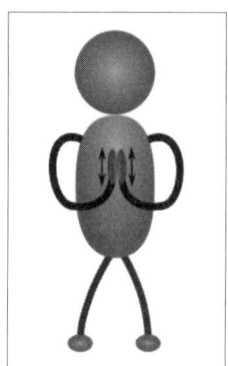

Abbildung 19

Leg die linke Hand auf die Brustmitte (Abbildung 20), atme einmal tief ein und aus, leg danach die rechte Hand auf die linke (Abbildung 21) und nimm wieder einen tiefen Atemzug. Damit verstärkst du quasi die Verbindung deines Herzchakras mit denen deiner Hände.

Ist dies geschehen, dann streck deinen linken Arm zur linken Seite deines Körpers aus, sodass er von oben gesehen eine gerade Linie bildet (Abbildung 22). Wenn man auf den Arm sieht, sollte er weder nach vorn noch nach hinten zeigen. Dabei kann er zur Erleichterung gern im Ellbogen

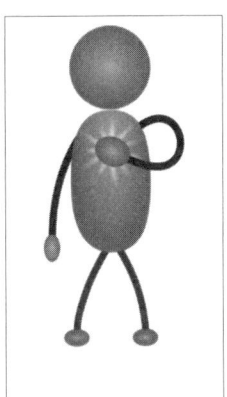

Abbildung 20

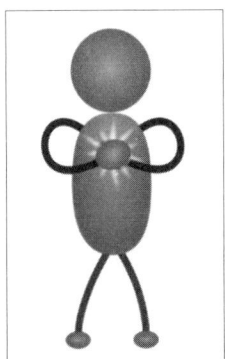

Abbildung 21

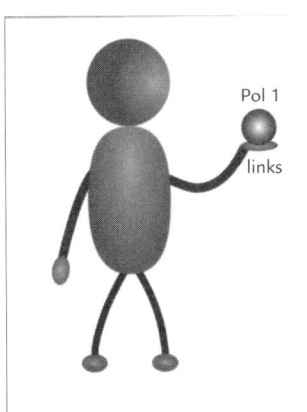

Abbildung 22

leicht gebeugt sein. Die Handfläche weist nach oben. In diese »legst« du die Energie von ... (Pol 1: »Nichtvertrauen in die Nullpunkt-Heilung«).

Hinweise und Anregungen

Es ist nicht wichtig, in welche Hand du welchen Pol legst. Ich werde dir im Folgenden und auch in den nächsten Kapiteln diesbezüglich zwar immer mal wieder Vorschläge machen, doch verlassen solltest du dich dabei auf deine Intuition.

Ich persönlich lege in der Regel den Pol, von dem ich wegwill (Problem, Vergangenheit), in die linke und den, der mich anzieht (Ziel, Zukunft), in die rechte Hand. Wenn sich dies jedoch nicht richtig anfühlt, dann tausche ich die Seiten.

Der linke und später auch der rechte Arm sollten, wie auch die Hände, möglichst entspannt sein. Die Energie vom Herzen kann dann freier fließen. Ein kleiner oder auch größerer Knick im Ellbogengelenk kann diesbezüglich unterstützend sein.

Sollte es dir schwerfallen, die jeweilige Polenergie in die jeweilige Hand zu »legen«, dann sprich einfach die Bezeichnung des Pols (zum Beispiel »Nichtvertrauen in die Nullpunkt-Heilung«) einmal laut aus. Irgendwo wird diese in deinem Körper resonieren, in einem Gefühl oder einer Emotion resultieren. Jetzt kannst du dir vorstellen, wie

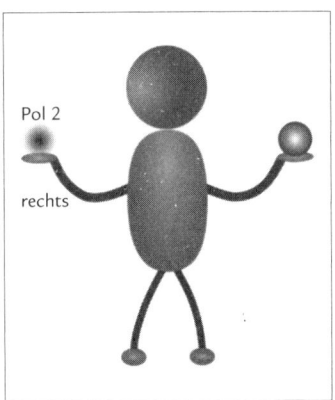

Pol 2

rechts

Abbildung 23

diese Energie durch den Körper und deine Arme in deine Hände fließt und letztlich auf deiner Handfläche erscheint.

Wie fühlt sich diese Energie an? Hat sie eine Form? Eine Farbe? Wie schwer ist sie?

Lass deine linke Hand dann, wo sie ist, und wende dich deiner rechten zu, die du gleichermaßen nach rechts ausstreckst (Abbildung 23). »Leg« in diese nun die Energie von ... (Pol 2: Vertrauen in die Nullpunkt-Heilung).

Wie fühlt sich diese an? Hat sie eine Form? Eine Farbe? Wie schwer ist sie? Und letztlich: Gibt es Unterschiede zu der Energie in deiner linken Hand?

Was das »Ladungsgewicht« betrifft, so stell diesen Unterschied mit deinen Armen und Händen dar.

Verlass dich dabei auf dein Gefühl. Im Prinzip ist es wie bei einer Waage. Die Waagschalen sind dabei deine Hände, die Neutralitäts-(Null-)Linie verläuft mitten durch dein Herz. Dein Körper bleibt dabei gerade. Dies könnte dann so aussehen wie in Abbildung 24.

Mit der Konzentration auf dein Herzchakra über der Brustmitte (1) atmest du nun einmal tief ein und aus

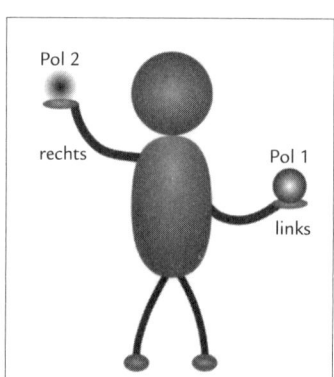

Abbildung 24

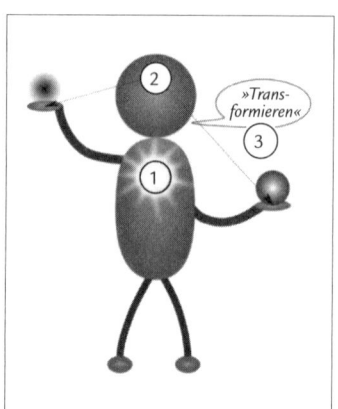

Abbildung 25

(Abbildung 25) und sagst einmal laut, leise oder im Geiste: »Ich bin in der ›Göttlichen Liebe‹ – die ›Göttliche Liebe‹ ist in mir – ich und die ›Göttliche Liebe‹ sind eins.« (Ersetze »Göttliche Liebe« mit der für dich passenden Bezeichnung für diese Energie bzw. Kraft.)

Sollte sich dabei kein Lächeln einstellen, dann sorg dafür und behalt dieses, so gut es geht, bis zum Ende der Verschmelzung bei.

Danach richte deinen Fokus noch einmal kurz auf die

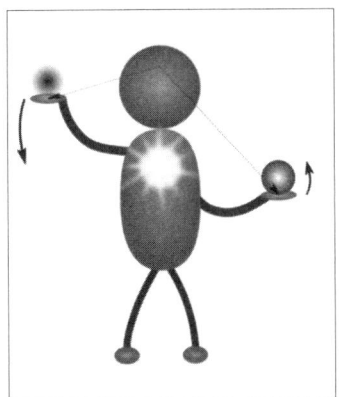

Abbildung 26

Mitte deiner linken Handfläche (wo … [Pol 1: Nichtver-trauen in die Nullpunkt-Heilung] liegt), gleich darauf kurz auf die Mitte deiner rechten (wo … [Pol 2: Vertrauen in die Nullpunkt-Heilung] liegt) – und dann auf beide Hand-flächenmitten *gleichzeitig*. Blick dabei (ob nun mit offenen oder geschlossenen Augen) nach vorn (2).

Atme einmal tief ein und aus, sag laut, leise oder im Geiste: »*Transformieren*« (3), gefolgt von weiteren tiefen Atemzügen. Behalt dein Lächeln und, so gut es geht, den *gleichzeitigen* Fokus auf beide Handmitten bei, in die du praktisch »hineinatmest«.

Beobachte nun, wie deine Arme und Hände fast wie von selbst ins Gleichgewicht kommen (Abbildung 26). Lass es einfach geschehen! Sollte es dabei zu Stockungen kommen, so sag laut, leise oder im Geiste: »*Transformieren*.«

In dieser Balance (Behalte dein Lächeln und den *gleich-zeitigen* Fokus auf beide Handmitten, so gut es geht, bis zur Vereinigung bei. [Abbildung 27]) registrierst du vielleicht schon das »Bedürfnis« beider Hände nach Vereinigung – lass es geschehen (Abbildung 28).

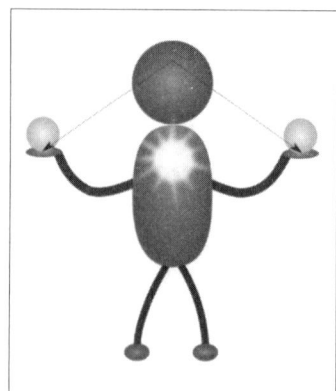

Abbildung 27

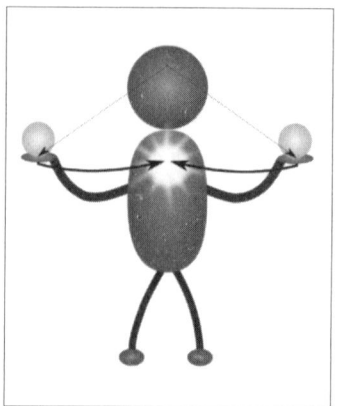

Abbildung 28

Verspürst du hier einen Widerstand, dann sag laut, leise oder im Geiste: »*Transformieren*«, und beobachte, wie sich beide Hände, fast wie von selbst, langsam oder auch schnell aufeinander zubewegen und sich letztlich, in Gebetshaltung, miteinander vereinigen. Sollte dieser Vorgang mittendrin einmal stocken, dann sag wieder: »*Transformieren*.«

Ist die Vereinigung vollständig, dann mach einen kleinen Schritt *auf deine Hände zu* – in die »Synthese«, mit deinen Händen in Gebetshaltung auf deiner Brust. In dieser Hal-

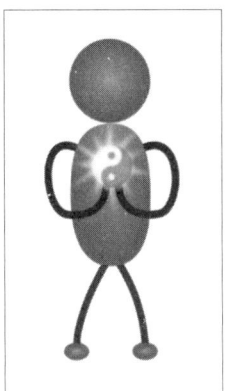

Abbildung 29

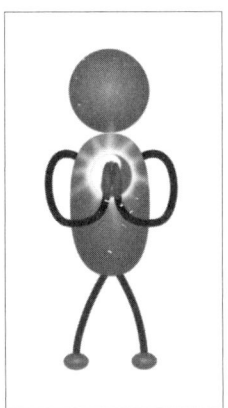

Abbildung 30

tung atmest du jetzt tief die Energie der Verschmelzung ein und sendest diese, mit dem Ausatmen, an jede Zelle deines Körpers. Wiederhole dieses Atmen noch zweimal (Abbildungen 29 und 30).

Solltest du vor dieser »Versiegelung« die Größe des Bereichs der »Syntheseenergie« vergrößern wollen, so sag einige Male laut, leise oder im Geiste: »Ausdehnen!«, gefolgt von jeweils einem Atemzug. Die Intensität kannst du mit »Verstärken« erhöhen.

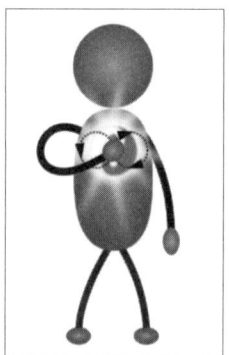

Abbildung 31

Wenn du mit dem Ergebnis zufrieden bist (wenn nicht, so wiederhol das komplette Ritual), dann »versiegle« diese neue energetische Einstellung mit dem Unendlichkeitszeichen. Dabei beschreiben die Finger deiner dominanten Hand dreimal eine liegende Acht vor deinem Herzchakra (Abbildung 31). Die Fingerspitzen, insbesondere von Zeige- und Mittelfinger, weisen dabei auf die Brust. Die Brustmitte ist die Mitte der liegenden Acht (bzw. Lemniskate, so heißt dieses Zeichen, das Symbol für die Unendlichkeit).

Genieße und erforsche diese Synthese noch einige Sekunden. Vielleicht fällt dir ja ein Wort oder ein Satz ein, der diese beschreibt. Notiere es, wenn du möchtest.

Anmerkungen und Informationen

– Die Idee für die Formel »Ich bin in der ›Göttlichen Liebe‹ – die ›Göttliche Liebe‹ ist in mir – die ›Göttliche Liebe‹ und ich sind eins« stammt wiederum von Chunyi Lin, der vor jeder Qi-Gong-Behandlung folgenden Satz ausspricht, der für ihn als »Passwort« dient: »I am in the Universe – the Universe is in me – the Universe and I combine together.« (»Ich bin im Universum – das Universum ist in mir – das Universum und ich verbinden sich miteinander.«)

- Bleib locker. Sei insbesondere bei dem kleinen Schritt flexibel in den Ellbogen. Die Hände bleiben, wie und wo sie sind – nur dein Körper bewegt sich darauf zu. Auch wenn du dich bei dem Schritt natürlich nach vorn bewegst, so symbolisiert er den Aufstieg auf eine höhere Ebene.

- Was das Ergebnis einer Verschmelzung (Synthese) zweier gegensätzlicher Pole betrifft, gibt es kein Richtig oder Falsch. Dies kann sich für jeden unterschiedlich darstellen. Geh jedoch immer davon aus, dass das Resultat für dein momentanes Leben genau richtig für dich und alle anderen ist.

- Was die Synthese betrifft, so impliziert diese in der Regel, und ich wiederhole mich da gern, einen Vertrauens- und Jetzt-Faktor.

- Am Anfang ist es sicherlich eine Herausforderung, ruhig zu atmen, zu lächeln, sich auf beide Handflächen gleichzeitig zu konzentrieren, »Transformation« zu sagen und sich auf den Atem zu konzentrieren. Keine Angst. Auch dies wird nach drei, vier Verschmelzungen kein Problem mehr sein, und du wirst es mögen, später auch mit der NPH-K zu ... »arbeiten« kann man es eigentlich nicht nennen – spielen.

»Der Weg in die eigene Mitte ist kein Gang, der aus einzel-nen messbaren Schritten besteht, sondern ein plötzliches Sich-Vorfinden in der Vertikalachse des Daseins: in dem, was der Schamanismus als Weltenbaum bezeichnet und das Yoga als spiralförmige Emporbewegung der Kundalini-schlange um die Wirbelsäule beschreibt.«

PETER SCHELLENBAUM[40]

Drei weitere Polaritäten zum Experimentieren

Nachdem ich dir das Verschmelzungsritual detailliert be-schrieben habe und du damit eine erste Selbsterfahrung machen konntest, stelle ich dir nun in aller Kürze noch drei Gegenüberstellungen vor. Mit ihnen kannst du weiter-experimentieren, wobei du sicher feststellen wirst, wie schnell eine Verschmelzung vonstattengehen kann, je mehr Praxis du darin hast:

– *»Nichtvertrauen in die eigene Intuition – Vertrauen in die eigene Intuition«:* Nicht nur, was die Nullpunkt-Heilung im Speziellen betrifft, sondern auch im »ganz normalen« Leben, beispielsweise beim Treffen von alltäglichen Entscheidungen, ist ein Mehr an Vertrauen in die eigene Intuition sehr hilfreich. Erstens wirst du zwangsläufig mehr intuitive Entscheidungen treffen und umsetzen, zweitens werden sich mehr und mehr von ihnen durch das zunehmende Vertrauen in sie als richtig erweisen (ähnlich dem Prinzip der sich selbst erfüllenden Prophe-zeiungen). Empfehlung: »Nichtvertrauen …« links, »Ver-trauen …« rechts.

- *»Nichtdenken – Denken«:* Um das »Denkgefängnis« zu verlassen, ob nun im Alltag oder bei der intuitiven Ursachenforschung der Nullpunkt-Heilung – die Verschmelzung dieser beiden Pole bringt dich schnell in den »Intuitionsmodus«. Empfehlung: »Nichtdenken …« links, »Denken …« rechts.

- *»Vergangenheit – Zukunft«:* Wie würde wohl die Verschmelzung dieser Pole nach ihrer Neutralisation aussehen? Was wäre die Synthese? Fühl dich mal hinein … Eigentlich gibt es hier nur eine Antwort: »Jetzt!« Schnell in den »Jetztmodus« zu kommen ist das Ziel dieser Polaritätsverschmelzung. Das ist nicht nur vorteilhaft für die Nullpunkt-Heilung. Sich im alltäglichen Leben mal schnell von der geistigen Präsenz in der Vergangenheit und der Zukunft zu distanzieren verschafft dir nützlicherweise sehr häufig den Zugang zu deinem ureigenen Potenzial! Empfehlung: »Vergangenheit …« links, »Zukunft …« rechts.

Nachdem du jetzt mit dem Verschmelzungsritual vertraut bist, möchte ich noch ganz kurz auf einen Aspekt der Synthese kommen, auf den ich bisher noch nicht eingegangen bin: die Dauerhaftigkeit.

Eine Synthese »hält« so lange vor – wie sie eben vorhält! Geh also davon aus, dass sie so lange Bestand haben wird, wie es richtig für dich ist.

Haben, und dies gilt für die Kurz- wie auch die gleich folgende Langform der Nullpunkt-Heilung, neue Daten wieder unerwünscht eine Polarität entstehen lassen, so wiederhole einfach das Verschmelzungsritual. Es dauert ja nur wenige Minuten.

Kapitel 4

Das Nullpunkt-Heilung-Grundrezept

Die Nullpunkt-Heilung enthält wie gesagt Elemente des Energetischen Korrigierens, des NLP und der 2-Punkt-Methode. Auf der einen Seite wird sie dir vielleicht als etwas komplex erscheinen, auf der anderen oftmals die Frage in dir aufwerfen: »Geht das denn auch wirklich so einfach und so schnell?«

Solltest du Letzteres während des Prozesses denken, so entspann dich und richte deine Aufmerksamkeit darauf, zurück ins Vertrauen und ins Jetzt zu gehen.

Was die Komplexität betrifft, so war und ist mir dauerhafte Effektivität wichtiger als kurzfristige: Viele der Methoden, die in den letzten Jahren auf dem Markt aufgetaucht sind, implizieren Transformation in Sekundenschnelle. Doch diese, und das ist meine Erfahrung und Beobachtung, ist nur selten von Dauer, weil, ich schätze mal, mehr als 90 Prozent der Menschen *noch* nicht dazu bereit sind. In zwei, fünf oder zehn Jahren, mit zunehmender Bewusstseinsentwicklung, wird dies ganz anders aussehen. In zwanzig Jahren wird man vielleicht nur noch mit dem Finger schnippen, um heute noch unvorstellbare Transformationen dauerhaft zu erreichen.

Auch die Nullpunkt-Heilung wird sich sicherlich im Laufe der Zeit weiterentwickeln und vereinfachen. Selbst die Version, die du hier vorfindest, ist nicht »NPH 1.0«, um ein Schlagwort aus der Welt des Internets abzuwandeln. Sie ist noch nicht »2.0«, aber mit Sicherheit schon »1.5«.

Ich könnte mir sogar sehr gut vorstellen, dass die NPH-K, die Kurzform der Nullpunkt-Heilung, früher oder später die »Langversion« ersetzen wird, sollte sich die Dauerhaftigkeit ihrer Ergebnisse bei vielen Anwendern bestätigen. Über jedes Feedback hierzu bin ich sehr dankbar.

Menschen bei ihrer Bewusstseinsentwicklung zu unterstützen ist mir schon seit langem ein inneres Anliegen. Die Polaritätsarbeit stellt, was dies betrifft, für mich einen Quantensprung dar.

Auch wenn dies die Arbeit scheinbar verdoppelt, so ist die Zeit, die auf lange Sicht damit wieder eingespart wird, immens. Ist erst einmal die Basis auf der spirituellen Ebene gelegt, sind, wenn überhaupt, nur noch Feinjustierungen auf den niedrigeren Ebenen oder auch bei der spezifischen Ziel- und/oder Problemarbeit notwendig.

Die Nullpunkt-Heilung ist ein offenes System, das eigene kreative und intuitive Modifikationen nicht nur erlaubt, sondern wünscht. Vielleicht möchtest du ja an seiner Weiterentwicklung mitarbeiten. Ich bin immer offen für Vorschläge.

Bei der Anwendung gibt es keine Fehler. So wie du es machst, ist es okay. Vielleicht kommst du auf deinem Weg sogar noch schneller zum Ziel.

Bevor ich nun ausführlicher auf das »Grundrezept« der Nullpunkt-Heilung eingehe, dessen »Zutaten« im vorangegangenen Kapitel aufgeführt sind, hier noch mal die

Polaritäten für dieses Kapitel in der Reihenfolge, in der sie dir begegnen werden:

- »Spirituelle Veränderung – spiritueller Stillstand«,
- »Nicht an das Göttliche glauben – an das Göttliche glauben«,
- »Getrenntsein vom Göttlichen – Einssein mit dem Göttlichen« und
- »Nichtvertrauen in das Göttliche – Vertrauen in das Göttliche«.

Wichtig zu erwähnen ist noch, dass wir hier *allgemein* und in spiritueller Hinsicht auf die jeweiligen Pole eingehen und nicht bezogen auf irgendein spezifisches Problem mit dem Göttlichen.

Hinweis

Ich empfehle dir, der Langversion der Null-punkt-Heilung wenigstens *eine* Chance zu geben. Solltest du danach entscheiden, dass sie zu aufwendig, zu komplex oder zeitraubend für dich ist und du überhaupt keine Lust hast, weiter mit ihr zu arbeiten, dann verwende die Kurzform für alle weiteren Polaritäten. Mit dem Verschmelzungsritual kennst du diese ja bereits.

»Spirituelle Veränderung – spiritueller Stillstand«

Erster Schritt: Vorbereitung

Bei der Nullpunkt-Heilung arbeiten wir in der Regel mit sogenannten Bodenankern. Das sind viereckige oder runde Zettel, die nicht nur der räumlichen Orientierung dienen, sondern auch die Verbindung, zum Beispiel mit dem jeweiligen Pol, intensivieren.

Dies bedeutet auch, dass der Prozess im Stehen durchgeführt wird. Sollte dir dies auf längere Zeit (gute Stunde) gesundheitlich bedingt nicht möglich sein, so halte einen leichten Stuhl bereit.

Nur wenn es wirklich nicht anders geht (zum Beispiel bei Bettlägerigkeit), kannst du den ganzen Prozess auch im Liegen oder im Sitzen mental durchführen. Stell dir einfach vor, du würdest an der jeweiligen Stelle stehen.

Zurück zu den Bodenankern. Solltest du keine runden Zettel zur Hand haben, dann nimm zwei DIN-A4-Blätter und teile beide jeweils in der Mitte, sodass du letztlich vier DIN-A5-Blätter erhältst.

Schreib auf das erste »Spirituelle Veränderung« und auf das zweite »Spiritueller Stillstand«. Das dritte ist für den »Kompromiss« vorgesehen. Ein Smiley mit geradem Mund wäre auch ein passendes Symbol.

Schreib auf das vierte Blatt »Synthese« oder mal einen »richtigen« Smiley oder ein Tai-Chi-Symbol darauf.

Die beiden letzten Zettel kannst du immer wieder verwenden.

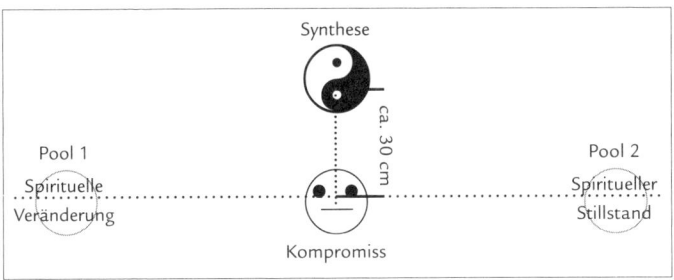

Abbildung 32

Die Blätter legst du dann folgendermaßen auf den Boden. Links von dir platzierst du »Spirituelle Veränderung« und in einem für dich passenden Abstand rechts davon »Spiritueller Stillstand«.

Etwa in der Mitte dazwischen, auf gleicher Höhe, legst du dann »Kompromiss« bzw. dein dafür gewähltes Symbol und in einem Abstand von circa 30 Zentimetern (kleiner Schritt) davor (darüber) »Synthese« bzw. das Smiley- oder das Tai-Chi-Symbol. Es sollte nun in etwa aussehen wie in Abbildung 32.

Zwei Anmerkungen noch, was die Pole im Allgemeinen betrifft. Links sollte der Pol mit der deinem Gefühl nach größeren energetischen Ladung liegen. Mit ihm solltest du auch immer beginnen, außer deine Intuition rät dir, mit dem rechten anzufangen.

Geh in deiner Vorstellung davon aus, dass die gegensätzlichen Pole die äußersten Enden der Polarität einnehmen. Also nicht nur »ein wenig Veränderung – etwas Stillstand«, sondern »absolute Veränderung« sowie »absoluter Stillstand«, »absoluter Nichtglaube – absoluter Glaube«, »absolutes Getrenntsein – absolutes Einssein« oder »absolutes Nichtvertrauen – absolutes Vertrauen«.

Bevor du weitermachst, lies bitte die gesamte folgende Anleitung ein- oder auch zweimal komplett, bis du mit dem Konzept einigermaßen vertraut bist.

Zweiter Schritt:
Ursachenforschung und Transformation

Wiederholter Hinweis

Sollte die intuitive Befragung einmal heftige Emotionen und Gefühle auslösen, so bleib ruhig. Lass oder leg die Handfläche der linken Hand auf die Mitte der Brust, konzentrier dich, so gut es geht, auf deinen Atem und sag leise oder laut: »*Transformieren*«, einmal und wenn nötig auch mehrmals im Abstand von zwei bis drei Atemzügen, bis du dich wieder wohl fühlst.

Es gibt, wie du schon weißt, sechs Kernaspekte, die bei jedem der beiden Pole transformiert werden.

Damit du das Grundrezept später für die weiteren Polaritäten gut anpassen kannst, nenne ich den linken Pol »Pol 1«, den rechten »Pol 2«. Bei der intuitiven Befragung ersetzt du diese mit den jeweiligen Bezeichnungen, beispielsweise »Pol 1« durch »Spirituelle Veränderung« und dementsprechend »Pol 2« durch »Spiritueller Stillstand«.

Da du die Vorgehensweise für die »erste Frage« schon kennst, gehe ich diesbezüglich nur noch auf das Wesentliche ein.

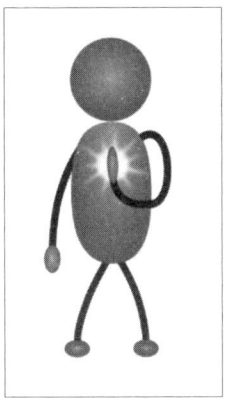

Abbildung 33

»Pol 1«

Stell dich über (nicht auf) Pol 1. Das heißt, dass deine Füße links und rechts von dem auf dem Boden liegenden Blatt Papier platziert sind, das Blatt also zwischen deinen Füßen liegt.

a) Widerstand gegen die Transformation

Dies ist die erste Tür, die es zu öffnen gilt, falls sie geschlossen sein sollte. Es kann sich dabei um bewusste, unbewusste, innere und äußere Widerstände handeln. Äußere wären zum Beispiel, wenn dein Partner, dein Freund, irgendjemand aus der Familie usw. gar nicht mit einer zum Beispiel spirituellen Veränderung deinerseits einverstanden wäre.

Erste Frage (an das Göttliche): *»Was ist der Hauptwiderstand gegen die Transformation von ... (Pol 1)?«*

So geht's bei allen ersten Fragen: Du nimmst die »einarmige Gebetshaltung« (Abbildung 33) ein, atmest einmal tief ein und aus, stellst die Frage und wartest.

Wenn nun negative oder positive Informationen in dei-

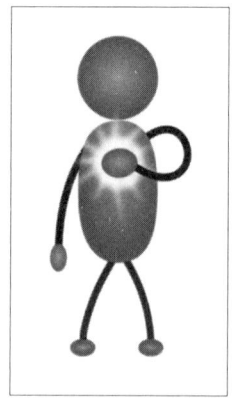

Abbildung 34

nem Inneren auftauchen, klappst du einfach die Hand um (wie in Abbildung 34, sodass die Handfläche auf der Brustmitte liegt), machst einen tiefen Atemzug, sagst laut, leise oder im Geiste: »*Transformieren*«, und konzentrierst dich auf zwei bis drei folgende tiefe Atemzüge.

Sollte die Transformation weitere, den Aspekt betreffende Daten hochspülen, so machst du die Sequenz »Ein Atemzug – ›transformieren‹ – Konzentration auf weitere zwei bis drei Atemzüge«, bis keine weiteren Informationen mehr auftauchen, bevor du zur zweiten Frage gehst.

Erhältst du einmal keine »Antwort« auf eine erste Frage, so bedeutet dies keineswegs, dass da nichts wäre, sondern lediglich, dass du nichts darüber zu wissen brauchst.

Wenn dies zum Beispiel bei dieser ersten Frage der Fall ist, so ersetzt du »*Transformieren*« durch »Hauptwiderstand – *transformieren*«.

Und vergiss bei alldem nicht: *Jede* Transformation sollte von einem Lächeln begleitet werden.

Zweite Frage: »*Wie viele weitere Widerstände gegen die Transformation von ... (Pol 1) gibt es noch?*«

So geht's bei allen zweiten Fragen: Du nimmst die »einarmige Gebetshaltung« ein, atmest einmal tief ein und aus, stellst die Frage und wartest. Das kennst du ja schon.

Du wirst irgendeine Zahl »erhalten«.

Ist dies eine »0«, so geh weiter zum nächsten Aspekt.

Ist sie 1, 2 oder 3, geht es so weiter: Du klappst einfach die Hand um (sodass die Handfläche auf der Brustmitte liegt), machst einen tiefen Atemzug, sagst laut, leise oder im Geiste: »Widerstand 1 – *transformieren*«, ein tiefer Atemzug, »Widerstand 2 – *transformieren*«, ein tiefer Atemzug, »Widerstand 3 – *transformieren*« bzw. bis die ermittelte Zahl erreicht ist.

Sollte die Zahl über 3 liegen, so geht's nach »Widerstand 3 – *transformieren*‹, ein tiefer Atemzug« weiter mit »Alle restlichen Widerstände – *transformieren*‹, ein letzter tiefer Atemzug«.

Die Transformation, hier des Hauptwiderstands, ist schon viel mehr als die halbe Miete. Alle weiteren bedürfen keiner intensiven Behandlung, schon gar nicht die außerhalb der »Top 3«. Das ist der Fokus bei den ersten 3 (wenn es mehr als 3 sind).

Sollten dabei irgendwelche Informationen auftauchen, dann behandle diese wie schon bei der ersten Frage beschrieben.

Ich bin überzeugt davon, dass du das Prinzip verstanden hast. Deswegen gehe ich auf die folgenden Aspekte nur kurz ein.

b) Erfahrungen

Erste Frage: »*Was ist die Ursprungserfahrung bezüglich ... (Pol 1)?*«

Ob die Antwort nun negativer oder positiver Natur ist: »*Transformieren.*«

Keine Antwort: »Ursprungserfahrung – *transformieren.*«

Zweite Frage: »*Wie viele geladene Erfahrungen bezüglich ... (Pol 1) gibt es noch?*«

Sollte die Antwort eine »0« sein, dann frag noch mal.

1, 2 oder 3: »Erfahrung 1 – *transformieren*« usw.

Mehr als 3: Nach »Erfahrung 3 – *transformieren*« sagst du: »Alle restlichen Erfahrungen – *transformieren.*«

Noch zwei Hinweise hierzu: »Geladen« bedeutet, es geht um Erfahrungen, die Daten enthalten, welche noch nicht transformiert wurden. Während unseres Lebens (bzw. unserer Leben) transformieren sich, Gott sei Dank, viele Informationen selbst, ob nun im Schlaf oder weil wir neue erhalten, die dies letztendlich bewirken. Mit vielen Ereignissen, die uns früher mal »gejuckt« haben, sind wir heute in Frieden.

Sowohl die Frage nach der Ursprungserfahrung wie auch die nach weiteren geladenen Erfahrungen sollten nicht nur neben den negativen die positiven mit einbeziehen, sondern ebenfalls die früherer Leben oder unserer Ahnen. Auch diese können dich mehr oder weniger prägen. Schließ also nicht nur dein jetziges Leben in diese Fragen ein, sondern sei offen für alle Möglichkeiten. Aus diesem Grund habe ich *alle* Fragen auch eher allgemein formuliert und nicht ausschließlich nur auf dich bezogen.

c) Karmische Einflüsse

Frage: »*Gibt es karmische Einflüsse bezüglich ... (Pol 1)?*«

Ob die Antwort nun positiver oder negativer Natur ist: »*Transformieren.*«

Keine Antwort: »Karmische Einflüsse – *transformieren*.«
Hier gibt es keine zweite Frage.

d) Emotionen

Erste Frage: »*Was ist die Hauptemotion bezüglich … (Pol 1)?*«
Ob die Antwort nun positiver oder negativer Natur ist:
»*Transformieren*.«
Keine Antwort: »Hauptemotion – *transformieren*.«
Zweite Frage: »*Wie viele weitere Emotionen gibt es noch bezüglich … (Pol 1)?*«
Antwort: 0 – weiter zum nächsten Aspekt.
1, 2 oder 3: »Emotion 1 – *transformieren*« usw.
Mehr als 3: Nach »Emotion 3 – *transformieren*« sagst du:
»Alle restlichen Emotionen – *transformieren*.«

e) Vorteile/Nachteile

Vorteile:
Erste Frage: »*Was ist der Hauptvorteil bezüglich … (Pol 1)?*«
Ob die Antwort nun positiver oder negativer Natur ist:
»*Transformieren*.«
Keine Antwort: »Hauptvorteil – *transformieren*.«
Zweite Frage: »*Wie viele weitere Vorteile gibt es noch bezüglich … (Pol 1)?*«
Antwort: 0 – weiter zum nächsten Aspekt.
1, 2 oder 3: »Vorteil 1 – *transformieren*« usw.
Mehr als 3: Nach »Vorteil 3 – *transformieren*« sagst du: »Alle
restlichen Vorteile – *transformieren*.«

Nachteile:
Erste Frage: »*Was ist der Hauptnachteil bezüglich … (Pol 1)?*«

Ob die Antwort nun positiver oder negativer Natur ist: »*Transformieren.*«

Keine Antwort: »Hauptnachteil – *transformieren.*«

Zweite Frage: »*Wie viele weitere Nachteile gibt es noch bezüglich ... (Pol 1)?*«

Antwort: 0 – weiter zum nächsten Aspekt.

1, 2 oder 3: »Nachteil 1 – *transformieren*« usw.

Mehr als 3: Nach »Nachteil 3 – *transformieren*« sagst du: »Alle restlichen Nachteile – *transformieren.*«

f) Restladungen

Die Vorgehensweise ist die gleiche wie bei »Erste Frage«, nur dass du anstatt der Frage laut die Bezeichnung ... (Pol 1) aussprichst und alle aufkommenden Informationen, negative, wie auch positive, transformieren lässt. Dies wiederholst du dann so lange, bis sich ... (Pol 1) für dich neutral anfühlt, du mit ihm in Frieden bist.

So, das war's auch »schon« – jedenfalls für Pol 1.

Vielleicht hat es für dich etwas lange gedauert, doch mit ein wenig Übung wird sich der Zeitaufwand schnell verringern. Schon beim zweiten Pol wirst du diese Erfahrung machen. Solltest du dessen Transformation auf einen anderen Tag verschieben, so wiederhole sicherheitshalber davor noch mal die »Restladungen« auf Pol 1.

»Pol 2«

Stell dich nun über Pol 2. Da die Vorgehensweise die gleiche ist wie bei Pol 1, findest du, was den zweiten Pol betrifft, hier lediglich noch einmal zu deiner Unterstützung die Fragen.

a) Widerstand gegen die Transformation
Erste Frage: »*Was ist der Hauptwiderstand gegen die Transformation von … (Pol 2)?*«
Zweite Frage: »*Wie viele weitere Widerstände gegen die Transformation von … (Pol 2) gibt es noch?*«

b) Erfahrungen
Erste Frage: »*Was ist die Ursprungserfahrung bezüglich … (Pol 2)?*«
Zweite Frage: »*Wie viele geladene Erfahrungen bezüglich … (Pol 2) gibt es noch?*«

c) Karmische Einflüsse
Frage: »*Gibt es karmische Einflüsse bezüglich … (Pol 2)?*«
Hier gibt es keine zweite Frage.

d) Emotionen
Erste Frage: »*Was ist die Hauptemotion bezüglich … (Pol 2)?*«
Zweite Frage: »*Wie viele weitere Emotionen gibt es noch bezüglich … (Pol 2)?*«

e) Vorteile/Nachteile
Vorteile:
Erste Frage: »*Was ist der Hauptvorteil bezüglich … (Pol 2)?*«
Zweite Frage: »*Wie viele weitere Vorteile gibt es noch bezüglich … (Pol 2)?*«

Nachteile:
Erste Frage: »*Was ist der Hauptnachteil bezüglich … (Pol 2)?*«
Zweite Frage: »*Wie viele weitere Nachteile gibt es noch bezüglich … (Pol 2)?*«

f) Restladungen

Sprich die Bezeichnung … (Pol 2) laut aus und lass alle auf-kommenden Informationen, negative wie auch positive, transformieren. Dies wiederholst du so lange, bis sich … (Pol 2) für dich neutral anfühlt, du mit ihm in Frieden bist.

Dritter Schritt: Die Verschmelzung

Auch wenn du den Einstieg praktisch schon kennst, so wiederhole ich hier die wesentlichen Punkte.

Stell dich so entspannt wie möglich über den Boden-anker »Kompromiss«, die Füße etwa in Hüftbreite neben-einander. Schüttle deine Arme und Hände aus und aktiviere danach deine Handchakren durch das Aneinanderreiben deiner Hände. Leg die linke Hand auf die Brustmitte, atme einmal tief ein und aus, leg danach die rechte Hand auf die linke und nimm wieder einen tiefen Atemzug.

Ist dies geschehen, dann streck deinen linken Arm zur linken Seite deines Körpers aus, sodass diese, von oben ge-sehen, eine gerade Linie bilden. Das Ellbogengelenk kann dabei leicht gebeugt sein. Die Handfläche weist nach oben.

In diese »legst« du die Energie, nicht den Zettel, von … (Pol 1).

Wie fühlt sich diese Energie an? Hat sie eine Form? Eine Farbe? Wie schwer ist sie?

Lass deine linke Hand, wo sie ist, und wende dich deiner rechten zu, die du gleichermaßen nach rechts ausstreckst. »Leg« in diese nun die Energie von … (Pol 2).

Wie fühlt sich diese an? Hat sie eine Form? Eine Farbe?

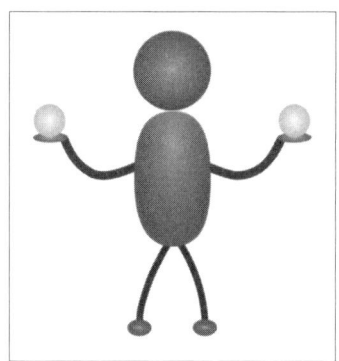

Abbildung 35

Wie schwer ist sie? Und letztlich: Gibt es Unterschiede zu der Energie in deiner linken Hand?

Es ist vollkommen okay, wenn an diesem Punkt des Prozesses noch ein kleines Ungleichgewicht zwischen den beiden Polenergien vorhanden ist. Es gibt ja noch das dir schon vertraute Verschmelzungsritual, das dieses korrigiert.

Die folgende etwas kürzere »Variante A« ist anzuwenden, wenn beide Pole wirklich bis zum Nullpunkt transformiert wurden.

Variante A

Sollten *beide* Energien, was ihre Eigenschaften betrifft, gleich sein und auch bezüglich ihres »Gewichts« neutral, dann geht es folgendermaßen weiter: Stell das Gleichgewicht der Pole mit deinen Armen und Händen dar (Abbildung 35).

Mit der Konzentration auf deine Brustmitte, also das Herzchakra (1), atmest du nun einmal tief ein und aus und sagst laut, leise oder im Geiste: »Ich bin in der ›Göttlichen Liebe‹ – die ›Göttliche Liebe‹ ist in mir – ich und die ›Gött-

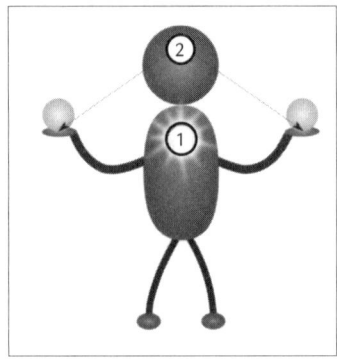

Abbildung 36

liche Liebe‹ sind eins« (Abbildung 36). Sollte sich dabei
kein Lächeln einstellen, dann sorg dafür und behalte dieses
bis zum Ende der Verschmelzung bei. Keine Angst – es
dauert nun *wirklich* nicht lange.

Danach richte deinen Fokus noch einmal kurz auf die
Mitte deiner linken Handfläche (wo ... [Pol 1] liegt), gleich
darauf kurz auf die Mitte deiner rechten (wo ... [Pol 2]
liegt) und dann auf beide Handflächenmitten *gleichzeitig*
(2). Blick dabei (ob nun mit offenen oder geschlossenen
Augen) nach vorn.

Lächle weiter und behalte den *gleichzeitigen* Fokus auf
beide Handmitten (Abbildung 37) bei, in die du praktisch
hineinatmest, während du beobachtest, wie sich beide
Hände fast wie von selbst langsam oder auch schnell aufeinander zubewegen (Abbildung 38) und letztlich über dem
Bodenanker »Synthese« in Gebetshaltung miteinander vereinigen. Misch dich dabei nicht ein – du hast genug zu tun.

Ist die Vereinigung komplett, dann mach einen kleinen
Schritt *auf deine Hände zu*, bis du nun selbst über der
»Synthese« stehst – mit deinen Händen in Gebetshaltung
auf der Brust.

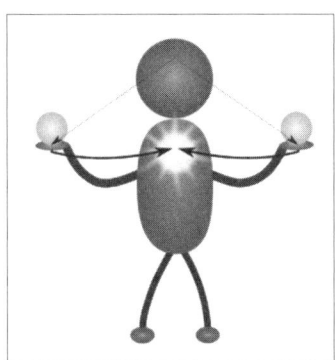

Abbildung 37

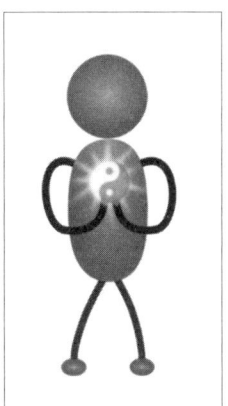

Abbildung 38

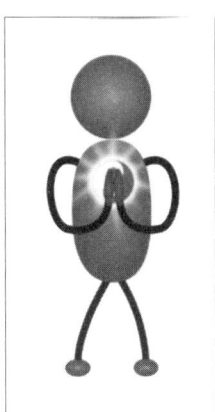

Abbildung 39

In dieser Haltung atmest du jetzt tief die Energie der Synthese ein und sendest sie mit dem Ausatmen an jede Zelle deines Körpers. Wiederhole dieses Atmen noch zweimal und »versiegele« anschließend diese neue energetische Einstellung mit dem Unendlichkeitszeichen, der liegenden Acht (Abbildung 40).

Genieße und erforsche abschließend diese Synthese noch ein paar Sekunden. Vielleicht fällt dir ja ein Wort oder ein Satz ein, der diese beschreibt. Notiere das, wenn du möchtest.

Einige Anmerkungen noch

Halt dich wirklich raus, was den Verschmelzungsvorgang betrifft. Das heißt, versuch nichts zu beeinflussen. Die Hände werden sich über kurz oder lang fast wie von selbst aufeinander zubewegen. Forcier dies nicht und wehr dich auch nicht dagegen. Du wirst die Anziehungskraft zwischen deinen beiden Händen spüren. Sollte Letzteres einmal nicht der Fall sein, so liegt dies daran, dass noch ein Ungleichgewicht zwischen den Polen besteht. Einer oder auch beide sind noch nicht ganz neutral. Sollte dies passieren, bleib ruhig, atme einmal tief ein und aus und sag laut, leise oder im Geiste: »Transformieren«, gefolgt von einem weiteren tiefen Atemzug. Das Gleiche kannst du tun, sollte es einmal, während sich die Hände aufeinander zubewegen, zu Stockungen kommen. So oder so, die gleichzeitige Konzentration auf beide Handflächen solltest du, so gut es geht, beibehalten.

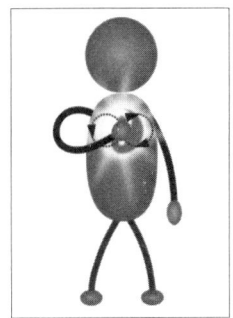

Abbildung 40

Variante B

Sollte es Unterschiede zwischen den beiden Polenergien geben, insbesondere was das »Ladungsgewicht« betrifft, so kennst du mit dem Verschmelzungsritual aus dem dritten Kapitel bereits die weitere Vorgehensweise. Deshalb nur noch mal in aller Kürze die wesentlichen Schritte.

Mit deinen Armen und Händen stellst du, was das »Ladungsgewicht« betrifft, diesen Unterschied dar.

Mit der Konzentration auf dein Herzchakra atmest du nun einmal tief ein und aus und sagst einmal laut, leise oder im Geiste: »Ich bin in der ›Göttlichen Liebe‹ – die ›Göttliche Liebe‹ ist in mir – ich und die ›Göttliche Liebe‹ sind eins.«

Sollte sich dabei kein Lächeln einstellen, dann sorg dafür und behalte dieses, so gut es geht, bis zum Ende der Verschmelzung bei.

Danach richte deinen Fokus noch einmal kurz auf die Mitte deiner linken Handfläche (wo ... [Pol 1] liegt), gleich darauf kurz auf die Mitte deiner rechten (wo ... [Pol 2] liegt) – und dann auf beide Handflächenmitten *gleichzeitig*. Blick dabei (ob nun mit offenen oder geschlossenen Augen) nach vorn.

Atme einmal tief ein und aus, sag laut, leise oder im Geiste:»*Transformieren*«, gefolgt von weiteren tiefen Atemzügen. Behalt dein Lächeln und den *gleichzeitigen* Fokus auf beide Handmitten, in die du praktisch hineinatmest, so gut es geht, bei.

Beobachte nun, wie deine Arme und Hände fast wie von selbst ins Gleichgewicht kommen. Lass es einfach geschehen! Sollte es dabei zu Stockungen kommen, so sag laut, leise oder im Geiste:»*Transformieren.*«

In dieser Balance (Behalte dein Lächeln und den *gleichzeitigen* Fokus auf beide Handmitten, so gut es geht, bis zur Vereinigung bei.) registrierst du vielleicht schon das »Bedürfnis« beider Hände nach Vereinigung – lass es geschehen.

Verspürst du einen Widerstand, dann sag laut, leise oder im Geiste:»*Transformieren.*«

Beobachte, wie sich beide Hände fast wie von selbst langsam oder auch schnell aufeinander zubewegen und sich letztlich in Gebetshaltung miteinander vereinigen. Sollte dieser Vorgang mittendrin einmal stocken, dann sag wieder:»*Transformieren.*«

Ist die Vereinigung vollständig, dann mach einen kleinen Schritt *auf deine Hände zu* in die »Synthese«, mit deinen Händen in Gebetshaltung auf deiner Brustmitte.

In dieser Haltung atmest du jetzt tief die Energie der Verschmelzung ein und sendest diese mit dem Ausatmen an jede Zelle deines Körpers. Wiederhole dies noch zweimal.

Wenn du mit dem Ergebnis zufrieden bist (wenn nicht, so wiederhole das komplette Ritual), dann »versiegle« diese neue energetische Einstellung mit dem Unendlichkeitszeichen.

Genieße und erforsche diese Synthese noch einige Sekunden. Vielleicht fällt dir ja ein Wort oder ein Satz ein, der sie beschreibt. Notier dies, wenn du möchtest.

Solltest du nicht restlos an die Dauerhaftigkeit der Synthese glauben oder ihr noch mehr Energie verleihen wollen, so wiederhol den dritten Schritt (»Verschmelzung«) noch zweimal im wöchentlichen Abstand.

Dieses Vorgehen empfehle ich dir für alle bearbeiteten Polaritäten, ob nun mit der Nullpunkt-Heilung oder insbesondere der Nullpunkt-Heilung-Kurzform.

Das ist also die Nullpunkt-Heilung. Wenn du, was Dauerhaftigkeit betrifft, auf Nummer sicher gehen willst, dann ist dies die Methode deiner Wahl. Sie ist nicht nur gründlich, sondern bietet, insbesondere was die Ursachenforschung betrifft, so manch Interessantes, Spannendes und oft auch Überraschendes. Sei und bleib *neugierig*.

> ### Übrigens
>
> Die »Fragen« zu Pol 1 und 2 findest du auch noch einmal komprimiert im Anhang!

»Nicht an das Göttliche glauben – an das Göttliche glauben«

Vielleicht meinst du, dein Glaube an die Existenz des Göttlichen sei so fest und stabil, dass du dir die Bearbeitung dieser Polarität sparen kannst. Doch bist du, was diesen spirituellen Aspekt betrifft, wirklich frei, mit ihm in Frieden?

Sind beide Pole »okay« für dich, das »Nichtglauben« sowohl wie das »Glauben«? Ist es nicht möglicherweise so, dass du das Erste ablehnst und geradezu ein Bedürfnis nach dem Zweiten hast? Ist dein Glaube wirklich frei und natürlich oder nur die angstfreiere, mehr Hoffnung verheißende, gesellschaftlich breiter anerkannte, »gewinnträchtigere« Alternative zum Nichtglauben?

Wenn du dir nach solchen Fragen immer noch nicht sicher bist, ob du diese Gegensätzlichkeit bearbeiten sollst oder nicht, dann frag deine Intuition: »Ist es zu meinem und zum Wohle aller, wenn ich die Polarität ›Nicht an das Göttliche glauben – an das Göttliche glauben‹ mit der Nullpunkt-Heilung auflöse?«

Erhältst du kein klares »Nein«, dann mach dich an die Arbeit.

Ist dein Glaube, was die Existenz des Göttlichen betrifft, im Wanken, mal stärker und mal schwächer, mal da und mal verschwunden, dann mach dir keine Gedanken und beginne gleich mit der Polaritätsarbeit. Empfehlung: »Nicht an das Göttliche glauben …« links, »… an das Göttliche glauben« rechts.

Was die Nullpunkt-Heilung betrifft, so ist die Vorgehensweise bei *allen* Polaritäten die gleiche, und was die Fragen angeht, so musst du lediglich die Bezeichnungen der Pole austauschen. Letzteres gilt natürlich auch für die Bodenanker.

Den Begriff »das Göttliche« kannst und solltest du dabei durch deine Bezeichnung für diese Kraft bzw. Energie ersetzen. Dies gilt gleichermaßen für die beiden letzten Polaritäten dieses Kapitels.

»Getrennt sein vom Göttlichen – eins sein mit dem Göttlichen«

Es überrascht mich selbst, aber es gibt für mich weder zu den beiden Polen noch zu deren Transformation und Verschmelzung etwas Zusätzliches zu sagen.

Du kannst das Ritual also nach den bisherigen Beschreibungen mit diesen Polaritäten durchführen. Empfehlung: »Getrennt sein …« links, »… eins sein« rechts.

»Nichtvertrauen in das Göttliche – Vertrauen in das Göttliche«

Auch hier gilt das soeben im Abschnitt »Getrennt sein vom Göttlichen – eins sein mit dem Göttlichen« Gesagte.

Empfehlung: »Nichtvertrauen …« links, »…Vertrauen« rechts.

Die nächsten drei Wochen

Bis auf die eventuelle Wiederholung des dritten Schritts der Nullpunkt-Heilung (»Verschmelzung«) für die jeweiligen Polaritäten leg dieses Buch für die nächsten drei Wochen zur Seite. Wahrscheinlich brauchst du es nicht einmal dafür.

Sei einfach achtsam in dieser Zeit und beobachte, wie sich möglicherweise dein Verhalten, dein Handeln und deine Gedanken in positiver Hinsicht verändern.

Vielleicht bemerkst du auch ein Mehr an Vertrauen in dich selbst und in deine Entscheidungen.

Sollte es zu einer kurzfristigen »Verschlimmbesserung« kommen, so beherzige meine Worte vom Beginn des Kapitels. Unterstützend kannst du selbstverständlich auch etwaige Symptome (Informationen) transformieren lassen, so wie du dies bei allen ersten Fragen der Nullpunkt-Heilung getan hast. Dies gilt natürlich für alle Situationen, in denen du dir rasche emotionale Erleichterung wünschst.

Noch ein paar Worte zur »Synthese«: Ob nun auf der spirituellen oder auch auf den niedrigeren Ebenen – es gibt kein richtiges, falsches oder gar allgemeingültiges Ergebnis bei der Verschmelzung der jeweiligen Polaritäten. Als Resultat ergibt sich, und das ist meine Einstellung und Erfahrung, immer das, was dir in deinem Leben fehlt und dich in deiner persönlichen und spirituellen Entwicklung unterstützt.

Interessant dabei ist auch, dass, wenn du die »Verschmelzung« wiederholst, es zu anderen Ergebnissen kommt, die häufig dem ersten ähneln, nicht selten auch auf einer noch tieferen Ebene liegen, doch immer in Beziehung zueinander stehen.

Ein Beispiel: Als ich das erste Mal »Nichtvertrauen – Vertrauen« bearbeitet hatte, war die Synthese »Achtsamkeit«. Bei der zweiten Verschmelzung kam mir ein Gefühl,

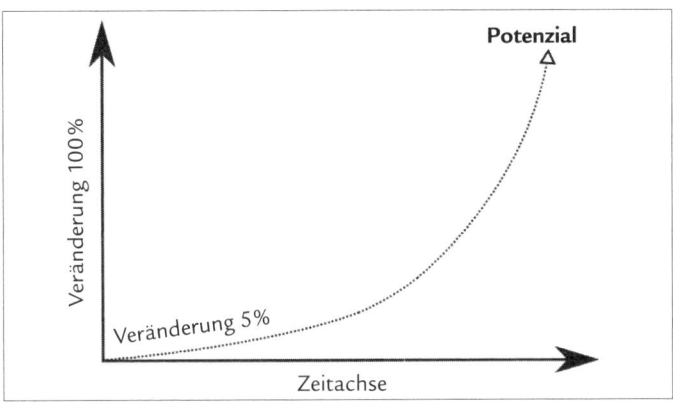

Abbildung 41

das am besten mit dem Satz »Für dich ist immer gesorgt« zu beschreiben wäre. Ich fragte mich, was dies denn mit Achtsamkeit zu tun habe, bis mir klar wurde, dass »Für dich ist immer gesorgt« mir mehr Raum, Freiheit und auch Zeit für »Achtsamkeit« gibt. Im Gegenzug kann diese mir wiederum helfen, dass für mich jederzeit gesorgt ist. Ein toller Kreislauf!

»Synthesen sind nicht nur zu meinem Wohle, sondern immer auch zum Wohle aller« ist eine weitere meiner Überzeugungen. Allein schon die Transformationen, die du während des Prozesses einleitest, haben positiven Einfluss auf das kollektive Quantenfeld. Vielleicht bedarf es gar nicht mehr so vieler Änderungen in diesem Feld, bis eine neue, bessere Wahrscheinlichkeit sich global materialisiert.

Sei dir gewiss: Mit *jeder* Transformation arbeitest auch du mit am »Projekt Goldenes Zeitalter«!

Und was nun dein eigenes Wohl betrifft – geh bei *keiner* Veränderungsarbeit von 100 Prozent aus. In Krisenzeiten wünschen wir uns dies zwar zumeist, doch allein diese

Hoffnung kann schon blockieren. Oft reichen bereits wenige Prozent Besserung, um auf kürzere oder längere Sicht grundlegende Veränderungen ins Positive einzuleiten (Abbildung 41). *Vertrau darauf!*

Mit dem vierten Kapitel könnte, was die Selbsthilfe in Krisenzeiten betrifft, auch dieses Buch enden. Möglicherweise wird es sogar Leserinnen und Leser geben, für die die Polaritätsarbeit auf der spirituellen Ebene alles war, was ihnen »zum Glück« gefehlt hat.

Für alle, die »noch nicht genug haben«, darüber hinaus neugierig sind, weiter experimentieren oder mit anderen mit Nullpunkt-Heilung und der Nullpunkt-Heilung-Kurzform arbeiten wollen, gibt es vier weitere Kapitel sozusagen als Zugabe. Viel Spaß damit!

> Lieber Christian,
> vielen Dank für das wunderschöne NPH-Seminar. Diese Technik ist einfach wundervoll. Mit sehr viel Freude und Ehrlichkeit hast Du uns »Nullpunkt-Heilung« vermittelt. Ich bin sehr froh und dankbar, dass ich mit dieser Technik ein weiteres Hilfsmittel an die Hand bekommen habe, um in meiner persönlichen Weiterentwicklung voranzukommen. Vor allem ist es ein Hilfsmittel, das jederzeit selbst angewendet werden kann und sehr tiefgreifend transformiert und wirkt. Danke schön und mach weiter so!
> *Roswitha*
> *NPH-Seminarteilnehmerin*

Kapitel 5

Weitere Polaritäten und die Kurzform der Nullpunkt-Heilung (NPH-K)

Bevor ich dir sozusagen »ein weiteres Mal« die Kurzform der Nullpunkt-Heilung vorstelle, von der zum Beispiel bereits bei der Beschreibung des Verschmelzungsrituals die Rede war, möchte ich dir noch zwei Polaritäten nennen, die du vorzugsweise mit der »Langversion« (NPH) bearbeiten solltest. Auch wenn diese nur einen indirekten Einfluss auf die spirituelle Ebene haben, so üben sie doch einen großen Einfluss auf dein Leben aus.

»Vergangenheit – Zukunft«

»Verweilt ganz und gar im gegenwärtigen Augenblick, und ihr werdet sehen, dass auch die Zukunft vorhanden ist. Ebenso wie die Vergangenheit, die ihr verwandeln könnt. Denn im gegenwärtigen Augenblick sind alle Augenblicke enthalten.«

THICH NHAT HANH[41]

Bereits beim Experimentieren mit dem Verschmelzungsritual hast du mit dieser Polarität erste Erfahrungen gesam-
melt. *Dauerhaft* mehr im Jetzt zu sein ist nun das Ziel.

Bei der Klopfakupressur-Methode EFT (Emotional
Freedom Techniques) gibt es eine Prozedur von Gary Craig
mit dem Namen »Der persönliche Friedensprozess«. Bei
diesem geht es darum, Schritt für Schritt alle negativen Erfahrungen der Vergangenheit energetisch zu reinigen. Das
Ziel: »innerer Frieden«. Dies ist, und du wirst mir sicherlich
zustimmen, eine der Haupteigenschaften des Jetzt.

Bei der Nullpunkt-Heilung gehen wir noch zwei kleine
Schritte weiter als der EFT-Friedensprozess. Was die Vergangenheit betrifft, lassen wir auch noch die einschrän-
kenden positiven Erfahrungen transformieren und damit
neben den Gitterstäben aus Stahl auch die goldenen unserer Gefängniszelle. Sollte es danach noch Befürchtungen
oder Hoffnungen geben, was die Zukunft betrifft, so wird
auch dort noch »gereinigt«.

Die Erfahrungen unserer Vergangenheit haben zudem
Einfluss auf die spirituelle Ebene. Sie prägen nicht unwe-
sentlich unsere Verbindung zum Göttlichen und das diesbezügliche Vertrauen. Allein das wäre schon ein guter Grund
für die Transformation von »Vergangenheit – Zukunft«.

Da es bei dieser Polarität kleine Unterschiede zum
Grundrezept gibt, *was die Fragen betrifft* (die einzige Aus-
nahme!), findest du unterstützend im Folgenden alle zu
beiden Polen.

Dabei ist es auch wichtig, dass du zuerst »Vergangenheit«
transformieren lässt, *bevor* du dich »Zukunft« zuwendest.

Auch hier betrachtest du die Pole im Allgemeinen und
nicht in Bezug auf irgendein Problem. Es geht hier auch

nicht ausschließlich um die spirituelle Ebene, sondern um alle.

»Vergangenheit« (Pol 1 – links)

a) Widerstand gegen die Transformation
Erste Frage (an das Göttliche): »*Was ist der Hauptwiderstand gegen die Transformation von Vergangenheit?*«
Zweite Frage: »*Wie viele weitere Widerstände gegen die Transformation von Vergangenheit gibt es meinerseits noch?*«

b) Erfahrungen
Erste Frage: »*Was ist die prägendste Erfahrung bezüglich Vergangenheit?*«
Zweite Frage: »*Wie viele geladene, prägende Erfahrungen bezüglich Vergangenheit gibt es noch?*«

c) Karmische Einflüsse
Frage: »*Gibt es karmische Einflüsse bezüglich Vergangenheit?*«
Hier gibt es keine zweite Frage.

d) Emotionen
Erste Frage: »*Was ist die Hauptemotion bezüglich Vergangenheit?*«
Zweite Frage: »*Wie viele weitere Emotionen gibt es noch bezüglich Vergangenheit?*«

e) Vorteile/Nachteile
Auch wenn die Fragen für diesen Aspekt etwas »komisch« klingen, stell sie und lass dich überraschen.

Vorteile:
Erste Frage: » *Was ist der Hauptvorteil bezüglich Vergangenheit?*«
Zweite Frage: » *Wie viele weitere Vorteile gibt es noch bezüglich Vergangenheit?*«

Nachteile:
Erste Frage: » *Was ist der Hauptnachteil bezüglich Vergangenheit?*«
Zweite Frage: » *Wie viele weitere Nachteile gibt es noch bezüglich Vergangenheit?*«

f) Restladungen

Sprich » *Vergangenheit*« laut aus und lass alle aufkommenden Informationen, negativ wie auch positiv, transformieren. Dieses wiederholst du so lange, bis sich » *Vergangenheit*« für dich neutral anfühlt, du mit ihr in Frieden bist.

»Zukunft« (Pol 2 – rechts)

a) Widerstand gegen die Transformation

Erste Frage: » *Was ist der Hauptwiderstand gegen die Transformation von Zukunft?*«

Zweite Frage: » *Wie viele weitere Widerstände gegen die Transformation von Zukunft gibt es meinerseits noch?*«

b) Erfahrungen

Erste Frage: » *Was ist die prägendste Erfahrung bezüglich Zukunft?*«

Zweite Frage: »*Wie viele geladene, prägende Erfahrungen bezüglich Zukunft gibt es noch?*«

c) Befürchtungen/Hoffnungen (Wünsche)

Befürchtungen:
Erste Frage: »*Was ist die größte Befürchtung bezüglich Zukunft?*«
Zweite Frage: »*Wie viele Befürchtungen bezüglich Zukunft gibt es noch?*«

Hoffnungen (Wünsche):
Erste Frage: »*Was ist die größte Hoffnung bezüglich Zukunft?*«
Zweite Frage: »*Wie viele Hoffnungen bezüglich Zukunft gibt es noch?*«

Bevor es zu einem inneren Widerstand gegen die Transformationen dieses Aspektes kommt, eine Anmerkung dazu: Hoffnungen bzw. Wünsche haben in der Regel eine hohe Mangelenergie, die es zu transformieren gilt, und außerdem sind sie kontraproduktiv für ein Leben mehr im Jetzt.

d) Karmische Einflüsse

Frage: »*Gibt es karmische Einflüsse bezüglich Zukunft?*«
Hier gibt es keine zweite Frage.

e) Emotionen

Erste Frage: »*Was ist meine Hauptemotion bezüglich Zukunft?*«
Zweite Frage: »*Wie viele weitere Emotionen gibt es noch bezüglich Zukunft?*«

f) Vorteile/Nachteile

Vorteile:

Erste Frage: »*Was ist mein Hauptvorteil bezüglich Zukunft?*«
Zweite Frage: »*Wie viele weitere Vorteile gibt es noch bezüglich Zukunft?*«

Nachteile:

Erste Frage: »*Was ist mein Hauptnachteil bezüglich Zukunft?*«
Zweite Frage: »*Wie viele weitere Nachteile gibt es noch bezüglich Zukunft?*«

g) Restladungen

Sprich »*Zukunft*« laut aus und lass alle aufkommenden Informationen, negative wie auch positive, transformieren. Dies wiederholst du so lange, bis sich »Zukunft« für dich neutral anfühlt, du mit ihr in Frieden bist.

»Mangel – Fülle«

»*Die Dinge, die wirklich für dich da sind, streben wie durch Gravitation zu dir.*«

RALPH WALDO EMERSON[42]

»Mangel – Fülle« ist eine weitere Polarität, die man auf allen Ebenen und in allen Lebensbereichen findet. Meist verbinden wir sie zwar mit materiellen Dingen, doch gibt es sie ebenso in Beziehungen, Partnerschaft, Gesundheit, Beruf, im Sex, Wissen und in der Spiritualität. Transformationen bei diesen Polen haben also ebenfalls großes Potenzial.

Wenn du sie bearbeitest, so gilt auch hier, dass du sie allgemein betrachtest. Dabei verwendest du wieder die Fragen des »Nullpunkt-Heilung-Grundrezepts«, die du komprimiert im Anhang findest. »Mangel« legst du bitte nach links (Pol 1) und »Fülle« nach rechts (Pol 2).

Was die Synthese betrifft, so war mein Ergebnis »Es ist immer für dich gesorgt« sehr ähnlich. Bezeichnen würde ich es mit: »Was du wirklich brauchst, ist da – immer.«

> Dieses hervorragende Seminar ist ein wichtiger Mosaikstein auf meinem spirituellen Weg. Die vorgestellte NPH komplettiert meine bisherigen Möglichkeiten im Selbstfindungsprozess und beim Coaching und der Energiearbeit mit meinen Klienten. Danke für die tolle Inspiration!
> *Marion Schmidt, NPH-Seminarteilnehmerin,*
> *Energetisches Coaching, www.prana-balance.de*

Die Nullpunkt-Heilung-Kurzform (NPH-K)

Mit dem Verschmelzungsritual bzw. »Schritt 3, Variante B« der Nullpunkt-Heilung kennst du im Prinzip die NPH-K schon hinreichend genug. Bei ihr geht es jedoch nicht, wie bei der NPH, um »Restladungen«, sondern um die

Transformation des gesamten Datenpakets der jeweiligen Pole.

Ich persönlich hege keinen Zweifel daran, dass die »Göttliche Kraft« dies schafft. Wie sieht es mit dir aus? Glaubst du, dass das Göttliche Zugang hat zu allen Instanzen, Energien und Speichern, in denen sich diese Informationen befinden? Glaubst du, dass es die Macht hat, diese und auch all ihre Wurzeln in Minuten-, ja Sekundenschnelle zu transformieren? Erlaubst du dir wenigstens, offen zu sein für diese Möglichkeit?

Solltest du das vierte Kapitel in die Praxis umgesetzt haben, so bin ich mir sicher, dass du wenigstens die letzte Frage mit »Ja« beantwortest, und ich wünsche dir viel Spaß und Erfolg mit der Nullpunkt-Heilung-Kurzform.

Solltest du es – vielleicht aus Neugierde oder weil du »kurz« cooler findest als »nichtkurz« – übersprungen haben und *alle* drei Fragen mit »Nein« beantworten, so steht der Erfolg der Nullpunkt-Heilung-Kurzform bei dir auf höchst wackligen Füßen.

Ich bin sicher, dass es Menschen gibt, deren Veränderungsbereitschaft, Gottverbundenheit und -vertrauen so groß sind, dass sie das in Kapitel 4 gelegte Fundament nicht brauchen, weil sie es schon haben. Sie würden aber mindestens die letzte Frage mit »Ja« beantworten.

Du musst nicht an Wunder glauben, um die Nullpunkt-Heilung-Kurzform erfolgreich anzuwenden. Es schadet jedoch auch nichts, dein Herz dafür einen Spalt zu öffnen.

Die Vorgehensweise

Schritt 1

Wähle eine Polarität, die du gern transformieren möchtest, zum Beispiel aus der Polaritätenliste im Anhang. Solltest du diese verwenden wollen, so lass deine Augen entspannt über die verschiedenen Gegensätzlichkeiten schweifen und entscheide dich für diejenige, die dich gerade am meisten anspricht.

Ein eigener einschränkender Glaubenssatz ist auch eine gute Wahl. Notiere diesen und auch den diesbezüglich konträren (frei machenden). Die Vorgehensweise ist dieselbe wie bei »normalen« Polaritäten.

Glaubenssatz-Gegensätzlichkeiten lassen sich in der Regel auch gut in »unpersönlichere« umformulieren, die oft, da allgemeiner formuliert, mehr Veränderungspotenzial in sich tragen. Ein Beispiel: »Ich bin ein schlechter Mensch – ich bin ein guter Mensch« in »ein schlechter Mensch sein – ein guter Mensch sein« oder noch allgemeiner »Schlechter Mensch – guter Mensch«.

Je allgemeiner du wirst, desto mehr Informationen werden bei der »Befragung« auftauchen. Folgerichtig werden mehr Daten transformiert, und das Ergebnis ist weitreichender. Dies gilt natürlich auch für die Nullpunkt-Heilung-Kurzform.

Bodenanker verwenden wir bei der Kurzform nicht. Wenn du es jedoch möchtest, dann nimm nur den mit »Synthese« und leg ihn einen kleinen Schritt (etwa 30 Zentimeter) vor deine Füße.

Um dir die Vorgehensweise anschaulich zu erklären,

nehme ich mal einen Glaubenssatz, der vielleicht nicht für dich gilt, jedoch nicht ganz unüblich ist: »Ich muss perfekt sein.« Was könnte hier der konträre (frei machende) Glaubenssatz sein?

»Ich muss *nicht* perfekt sein« wäre eine Möglichkeit, »Ich darf Fehler machen« eine andere.

Auch hier könnten wir die beiden Pole allgemeiner formulieren mit: »Perfekt sein – nicht perfekt sein« bzw. »Fehler machen« oder »Perfektionismus – Dilettantismus«.

In der Regel entscheide ich mich für die Variante, die mich persönlich mehr berührt. In diesem Falle wäre es »Fehler machen – perfekt sein«.

Schritt 2

Frag deine (göttliche) Intuition, welche der Nullpunkt-Heilungsmethoden du für die Transformation verwenden solltest: die Nullpunkt-Heilung in der »Langform« (NPH) oder in der »Kurzform« (NPH-K). Mit der Polarität im Hinterkopf nimm die »einarmige Gebetshaltung« ein, atme einmal tief ein und aus, frag laut, leise oder im Geiste: »NPH oder NPH-K?«, und warte auf eine Antwort.

Sollte diese »NPH« lauten, dann weißt du, was du zu tun hast – bei »NPH-K« geht es folgendermaßen weiter.

Schritt 3

Die »Seitenwahl« kann ebenfalls intuitiv entschieden werden. Auch wenn es keine große Rolle spielt, so entscheide

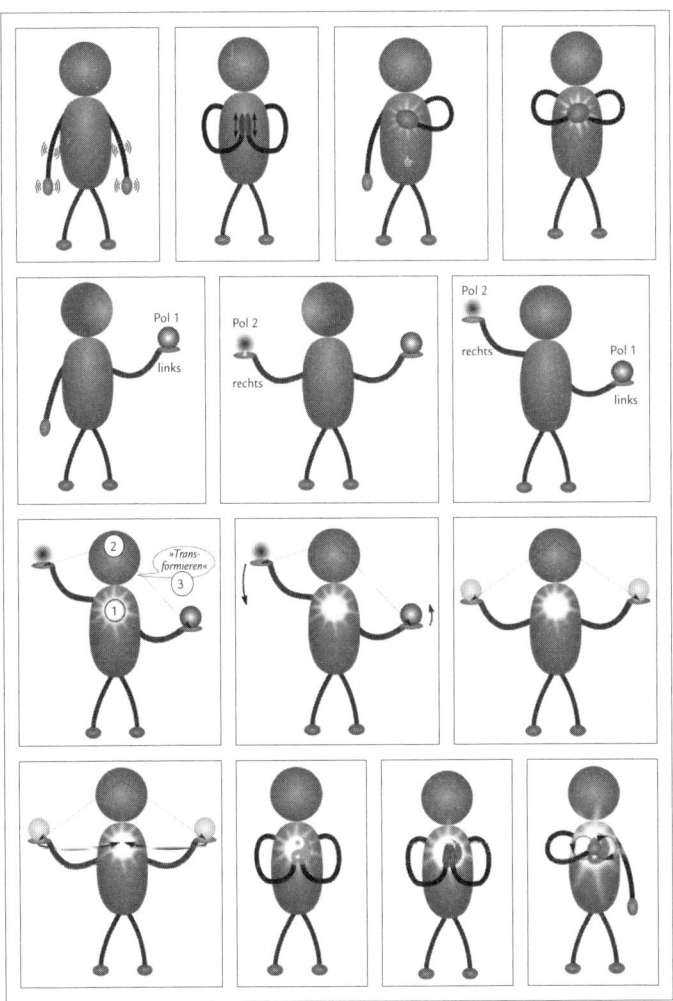

Abbildung 42

ich mich bei der linken Seite immer für den Pol mit der höheren »Energieladung«. Dies wäre in unserem Beispiel sicherlich »Fehler machen«. Es ist auch eher der Vergangenheit zugeordnet als das Ziel (Zukunft) »Perfekt sein«.

Schritt 4

Dieser letzte Schritt ist identisch mit dem Verschmelzungs-ritual bzw. »Schritt 3, Variante B« der Nullpunkt-Heilung. Da du die Beschreibung ja schon kennst und so manches Bild mehr als tausend Worte sagen kann, findest du alle wesentlichen Schritte hier noch einmal in grafischer Form (Abbildung 42).

Solltest du nicht vollkommen an die Dauerhaftigkeit der Synthese glauben oder dieser noch mehr Energie verleihen wollen, so wiederhole Schritt 4 für die jeweilige Polarität noch zweimal im wöchentlichen Abstand.

Mit der Nullpunkt-Heilung (NPH) und der Nullpunkt-Heilung-Kurzform (NPH-K) verfügst du nun über zwei effektive Werkzeuge, um Polaritäten transformieren und verschmelzen zu lassen. Wendest du beide regelmäßig an, so wirst du überrascht sein, wie schnell und einfach effektive Veränderungsarbeit sein kann.

> Hallo Christian,
> Dein NPH-Seminar war eine Bereicherung in meinem Leben. Ich bin immer noch erstaunt, wie schnell NPH wirkt. Und wie wir mit spieleri-scher Leichtigkeit in Deinem Seminar Probleme gelöst haben. Es ist toll, dass ich NPH überall und ohne Hilfsmittel einsetzen kann.
> Vielen Dank
>
> *Sonja*
> *NPH-Seminarteilnehmerin*

Weitere Polaritäten

In der Übersicht »Polaritätenliste« im Anhang findest du weitere interessante Gegensätzlichkeiten mit hohem Veränderungspotenzial für die verschiedensten Lebensbereiche.

Solltest du dich an dieser Liste orientieren wollen, so begib dich in den »Intuitionsmodus« (»einarmige Gebetshaltung«) und frag das Göttliche: »Welche dieser Polaritäten ist *jetzt* für die Transformation vorgesehen?« Schau dir danach die Aufstellung an und wähl diejenige Polarität, die dich am meisten anspricht. Mit Schritt 2 der NPH-K geht es dann weiter.

Natürlich kannst du auch problem- oder zielspezifisch mit der Liste arbeiten. Lass deinen Blick – mit dem Problem oder Ziel im Hinterkopf – einfach über die Polaritäten gleiten, wähl diejenige aus, die dich am meisten anspricht, und weiter geht's mit Schritt 2 der NPH-K. Wiederhol dieses Vorgehen, bis du mit dem Thema in Frieden bist.

Solltest du mit eigenen (Glaubenssatz-)Polaritäten arbeiten wollen, so formuliere diese wenn möglich so, dass beide Pole die äußersten Enden der Gegensätzlichkeit einnehmen.

Nehmen wir mal das Beispiel »Gott liebt mich – Gott liebt mich nicht«. Insbesondere der zweite Pol dieser Polarität beschreibt in meinen Augen nicht ihr äußerstes Ende. »Gott hasst mich« schon eher. Nicht selten ist jedoch eine Negation die einzige *passende* Möglichkeit.

Wie auch immer. In deiner Vorstellung sollten die gegensätzlichen Pole, bei der NPH und auch NPH-K, das Worst- und Best-Case-Szenario abbilden. »Finanzielle

Armut« heißt zum Beispiel nicht: »Ich kann mir keine Villa am Strand kaufen«, sondern etwa: »Ich bettele um Almosen in der Fußgängerzone.« – »Finanzieller Reichtum« nicht: »Ich habe ein paar tausend Euro auf der Bank«, sondern: »Ich spiele in der gleichen Liga wie Bill Gates.«

Ob nun NPH oder NPH-K – viel Spaß dabei! Ersetze das Wort »Polaritäts*arbeit*« am besten gleich durch »Polaritäts*spiel*«.

Kapitel 6

Variationen der Nullpunkt-Heilung-Kurzform

Im Folgenden stelle ich dir drei Möglichkeiten vor, wie du problem- und/oder zielspezifisch mit der Nullpunkt-Heilung-Kurzform (NPH-K) arbeiten kannst. Beginnen werde ich mit der kürzesten, was den zeitlichen Aufwand betrifft.

Easy LOA – zum Gesetz der Anziehung

Bestellen, Wünschen, Manifestieren. Wenn es mit der positiven Anwendung des »Gesetzes der Anziehung« (LOA für *Law of Attraction*) nicht klappt, so hat sich für mich im Lauf der letzten Jahre eine Hauptursache herauskristallisiert.

Grundlage meiner Untersuchung war die Frage, warum bei der »Bestellung« von Parkplätzen die Erfolgsquote bei schätzungsweise über 90 Prozent liegt, jedoch beim Manifestieren von »wichtigen« Wünschen oder Zielen meist weit darunter?

Meinem Ziel, den LOA-Prozess zu vereinfachen, zu verkürzen und zu optimieren, kam ich mit den Antworten auf diese Frage nebenbei, so wie ich glaube, auch etwas näher. Die Hauptursache ist für mich: *die fehlende Neutralität.* Ob wir »den Parkplatz unserer Träume« haben oder nicht, wird uns in den meisten Fällen letztlich egal sein, und genau dies ist meines Erachtens der Grund, warum wir ihn auch zumeist bekommen.

Ich sage »zumeist«, weil es auch Situationen gibt, in denen ein Parkplatz für uns zum Beispiel aus zeitlichen Gründen »überlebenswichtig« wird, und dann klappt es meist nicht mit dem »Bestellen«. Vielleicht kennst du das ja: »Gerade wenn ich's eilig habe, ist keiner da!«

Im Erfolgsfall sind wir also, was die Polarität »Haben – nicht haben« betrifft, weitgehend neutral, was auch das Loslassen immens erleichtert – im Misserfolgsfall nicht. Mit der Nullpunkt-Heilung-Kurzform hast du nun die Möglichkeit, diesen Neutralitätszustand in Minutenschnelle zu erreichen.

Kurzversion

Wähl einen Wunsch bzw. ein Ziel und notier dieses kurz auf einem Blatt Papier. Du musst es nicht als Affirmation ausformulieren. Schreib einfach das auf, was du dir wünschst. Als Beispiel nehme ich einmal »Glückliche Partnerschaft«.

Bei Wünschen und Zielen geht es in der Regel um »Haben« oder »Sein«. Selbst wenn es um eine Fähigkeit gehen sollte (eigentlich um ein »Können«), so *hast* du diese Fähigkeit entweder oder eben nicht. In welche Kategorie fällt nun dein Wunsch? Eher in »Haben« oder eher in »Sein«? In meinem Beispiel wäre es »Haben«.

Schritt 1: Leg dein Blatt nun direkt vor dich auf den Boden, und wenn du möchtest, noch eins mit »Synthese«, im Abstand von circa 30 Zentimetern davor.

Schritt 2: Stell dich nun über deinen »Wunschzettel« und erschaffe vor deinem inneren Auge ein Bild, das dein Ziel bzw. deinen Wunsch präsentiert.

Schritt 3: Solltest du die Augen geschlossen haben, dann öffne diese jetzt und mach *Schritt 4 der NPH-K* mit der Polarität: »… (zum Beispiel glückliche Partnerschaft) *nicht* haben/sein (Pol 1, links) und … (zum Beispiel glückliche Partnerschaft) haben/sein (Pol 2, rechts)«.

Schritt 4: Wiederhole die Schritte 1 bis 3 möglichst immer, wenn du, was deinen Wunsch betrifft, im Mangel bist und/oder noch zweimal im wöchentlichen Abstand.

Solltest du lieber problemspezifisch arbeiten wollen, so ist die Vorgehensweise fast identisch. Auf einem Blatt Papier notierst du dein Problem in ein bis drei Wörtern. »Sein« oder »Haben«?

Schritt 1: Leg das Blatt vor dich auf den Boden, und wenn du möchtest, noch eins mit »Synthese« im Abstand von circa 30 Zentimetern davor.

Schritt 2: Stell dich nun über deinen »Problemzettel« und führ dir dieses kurz vor Augen.

Schritt 3: Solltest du die Augen geschlossen haben, dann öffne sie jetzt und mach *Schritt 4 der NPH-K* mit der Polarität: »… (Problem) haben/sein (Pol 1, links) und … (Problem) *nicht* haben/sein (Pol 2, rechts)«.

Schritt 4: Wiederhole die Schritte 1 bis 3 möglichst

immer, wenn du in deinem Problem »gefangen« bist, und/ oder noch zweimal im wöchentlichen Abstand.

Langversion

Auch wenn deine Veränderungsbereitschaft, Gottverbundenheit und dein Gottvertrauen *im Allgemeinen* schon auf einem hohen Niveau sein mögen, so gilt dies eventuell nicht *im Speziellen* für das eine oder andere Ziel.

Sollte Letzteres einmal der Fall sein, so kann die Langversion des Easy LOA sicherlich hilfreich sein. Bis auf Schritt 3 ist die Vorgehensweise identisch mit der Kurzversion.

Schritt 1: Leg dein Blatt mit deinem Ziel direkt vor dich auf den Boden, und wenn du möchtest, noch eines mit »Synthese« im Abstand von circa 30 Zentimetern davor.

Schritt 2: Stell dich nun über deinen »Wunschzettel« und erschaffe vor deinem inneren Auge ein Bild, das dein Ziel bzw. deinen Wunsch präsentiert.

Schritt 3: Solltest du die Augen geschlossen haben, dann öffne diese jetzt und mach *Schritt 4 der NPH-K* mit den folgenden Polaritäten:

a) »*Stillstand*, was dein Ziel betrifft – *Veränderung*, dein Ziel betreffend«,

b) »*Getrennt sein vom Göttlichen*, was dein Ziel betrifft – *eins sein mit dem Göttlichen*, dein Ziel betreffend«,

c) »*dem Göttlichen nicht vertrauen*, was dein Ziel betrifft – *dem Göttlichen vertrauen*, dein Ziel betreffend«,

d) »... (Ziel) *nicht* haben/sein und ... (Ziel) haben/sein«.

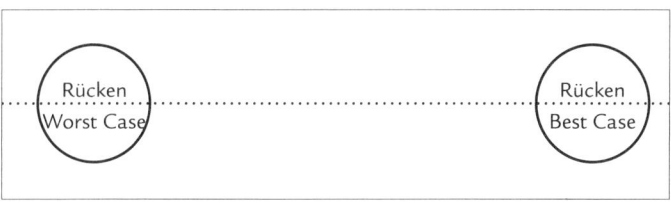

Abbildung 43

Wichtig: Geh nach jeder Verschmelzung (Synthese), außer der letzten (4), wieder zurück über deinen »Wunschzettel«.

Schritt 4: Wiederhole die Schritte 1 bis 3 möglichst immer, wenn du, was deinen Wunsch betrifft, im Mangel oder Nichtvertrauen bist, und/oder noch zweimal im wöchentlichen Abstand.

Auch die Langversion ist natürlich für die spezifische Problemarbeit geeignet. Ersetze einfach dein Ziel bzw. deinen Wunsch durch dein Problem. Bei Schritt 3d kommt, wie schon in der Problem-Kurzversion, »… (Problem) haben/sein« in die linke und »… (Problem) *nicht* haben/sein« in die rechte Hand.

Worst case – best case

Ich finde es immer gründlicher und ganzheitlicher, beide Seiten der Medaille (Problem und Ziel) zu bearbeiten. Wenn du dies ähnlich siehst, so geb ich dir hierzu noch eine kurze Anleitung, wie du dies auch mit »Easy LOA« bewerkstelligen kannst.

Nehmen wir als Beispiel mal »Rücken« (Rückenprobleme). Nimm ein Blatt Papier, teil es in der Hälfte und

schreib auf die eine »Rücken« und »Worst Case« (schlimms-
ter Fall) und auf die andere »Rücken« und »Best Case«
(günstigster Fall).

Die beiden Blätter legst du nun, in einem für dich
passenden Abstand, nebeneinander auf den Boden
(Abb. 43).

Bevor du beginnst, frag deine Intuition, ob du die Kurz-
oder Langversion des Easy LOA verwenden sollst.

Schritt 1: Stell dich danach zuerst über den »Worst-
Case-Pol« (immer links), stimm dich auf das *schlimmst*-
mögliche Szenario, dein Thema (Rücken) betreffend, ein
und bearbeite dieses mit Schritt 3 der Problemvariante der
Kurz- oder Langversion des Easy LOA.

Schritt 2: Anschließend stellst du dich über den »Best-
Case-Pol« (immer rechts), stimmst dich auf das *best*mögliche Szenario, dein Thema (Rücken) betreffend ein, und
bearbeitet dieses mit Schritt 3 der Zielvariante der Kurz-
oder Langversion des Easy LOA.

Schritt 3: Danach nimmst du noch den Platz in der
Mitte, zwischen den beiden Polen (»Worst Case – Best
Case«), ein. Auf diese wendest du abschließend Schritt 4
der Nullpunkt-Heilung-Kurzform an.

Diese vorletzte »Spielart« klingt vielleicht etwas kompliziert, sie ist jedoch lediglich zeitintensiver als die beiden
vorherigen. Für die Arbeit mit Polaritäten ist sie sicherlich
auch eine gute Alternative zur Nullpunkt-Heilung oder
der Grundversion der Nullpunkt-Heilung-Kurzform.

Solltest du dir einmal nicht sicher sein, welche der Null-
punkt-Heilung-Vorgehensweisen du verwenden solltest,
dann … frag deine Intuition.

Ein letzter Tipp noch: Sollte es einmal schnell gehen

müssen, dann verzichte bei »Worst Case – Best Case« auf die Bodenanker und die ersten beiden Schritte.

Die Botschaft verstehen und umsetzen

Meiner Meinung nach gibt es einen Hauptgrund, warum positive Veränderungen, insbesondere bei körperlichen oder emotionalen Problemen, oft nur kurzfristig von Bestand sind.

Bleiben wir beim letzten Beispiel: Rückenschmerzen. Nehmen wir an, du hättest dieses Problem, es mit einer energetischen Methode deiner Wahl behandelt und wärst danach seit langem wieder fast oder völlig schmerzfrei. Nach einigen Tagen kommt dieser Schmerz jedoch wieder zurück.

Schließen wir dabei mal eine »Erstverschlimmerung« aus, die in der Regel eher kurz nach einer Behandlung auftritt und auch nicht lange vorhält. Woran könnte es dann wohl liegen?

Die hinter dem Problem (Rückenschmerzen) liegende Botschaft wurde nicht verstanden oder zwar verstanden, aber nicht umgesetzt.

Es gibt mittlerweile etliche Bücher, die dir helfen können die Botschaften deines Körpers zu entschlüsseln. Möchtest du jedoch die Antworten in dir selbst finden, so kannst du auch einfach fragen und auf eine intuitive Antwort warten.

Geh dazu (vor der eigentlichen Behandlung) in den »Intuitionsmodus« (»einarmige Gebetshaltung«), atme einmal tief ein und aus, verbinde dich mit dem Symptom, frag: »Was ist die Botschaft hinter … (Rückenschmerzen)?« – und warte.

Falls du keine Antwort in deinem Inneren erhältst, wiederhole die Befragung zu einem anderen Zeitpunkt oder versuch es einmal mit einer der folgenden Alternativen:

– »Wenn hinter diesem … (Rückenschmerz) eine Botschaft steckte, wie würde diese lauten?«
– »Wenn dieser … (Rückenschmerz) eine Stimme hätte, was würde er sagen?«

Notier die Botschaft und gib dir das Versprechen, sie auch zu beherzigen und umzusetzen. Ein schriftlicher Vertrag mit Unterschrift, den du sozusagen mit dir selbst schließt, kann deine Absicht zusätzlich noch untermauern.

Von alldem wird nicht nur die folgende energetische Bearbeitung des Problems profitieren. Die Wahrscheinlichkeit, dass die positiven Ergebnisse (Linderung oder gar Auflösung) letztlich von Dauer sind, wird damit immens ansteigen.

Ich glaube, es war Lester Levenson, der »Vater« des »Releasing« (Loslassen), der einmal sinngemäß sagte: »Emotionale und körperliche Probleme sind der Hinweis darauf, dass in irgendeinem Bereich deines Lebens Liebe fehlt.«

Ich möchte einen Aspekt zur »Liebe« (bedingungsloses Annehmen) noch hinzufügen: »Vertrauen«.

Kapitel 7

Die Traum-Nullpunkt-Heilung (T-NPH)

In einem meiner nächsten Bücher wird es neben dem Thema »Klarträumen« auch um die »Traumprogrammierung« gehen. Letzteres mit der Nullpunkt-Heilung zu kombinieren war ein Gedanke, der mir während des Schreibens dieses Buchmanuskripts zugefallen ist.

Träume sind nämlich nicht zuletzt auch ein natürlicher Problemverarbeitungsmechanismus. So haben Alltagsprobleme meist am Morgen nicht mehr die emotionale Intensität wie am Abend zuvor.

Ich erkläre mir dies folgendermaßen: Das Unterbewusstsein bringt während des Träumens die Probleme in Form von oft skurrilen Bildern und »Filmen« an die Oberfläche. Diese werden dann durch die »schnellen Augenbewegungen« (*rapid eye movements* [REM]) »entladen«. Therapieansätze wie das EMDR *(Eye Movement Desensitization and Reprocessing)* bedienen sich dieser »Technik« für die Bearbeitung von beispielsweise traumatischen Erlebnissen im Wachzustand.

Bei der Traumprogrammierung geht man einen anderen Weg. Hierbei beauftragt man das Unterbewusstsein ganz gezielt, ein Thema während des Träumens aufzulösen oder zu transformieren. Am Tag und insbesondere kurz vor dem Einschlafen wiederholt man im entspannten Zustand Sätze wie »In meinen Träumen heute Nacht lasse ich allen Stress los, der in meinem Geist und Körper gespeichert ist« oder »Heute Nacht werde ich Träume haben, die bewirken, dass es mir von Tag zu Tag und in jeder Hinsicht immer besser und besser geht«. Selbstverständlich kann man auch problem- oder zielspezifischere Aussagen formulieren.

Was nun die Nullpunkt-Heilung betrifft, so gebe ich dir jetzt einige »Mantren« an die Hand, mit denen du experimentieren kannst:

- »In meinen Träumen heute Nacht lasse ich alle Daten transformieren, die gegen die Anwendung der Nullpunkt-Heilung sprechen.«
- »In meinen Träumen heute Nacht lasse ich alle Informationen transformieren, die die erfolgreiche Anwendung der Nullpunkt-Heilung einschränken oder blockieren.«
- »Heute Nacht werde ich Träume haben, die meine intuitiven Fähigkeiten schnell und effektiv verbessern.«
- »Heute Nacht werde ich Träume haben, die bewirken, dass ich Tag für Tag mehr und glücklicher im Hier und Jetzt lebe.«
- »Heute Nacht werde ich Träume haben, die bewirken, dass meine Veränderungsbereitschaft auf allen Ebenen schnell und sicher anwächst.«
- »In meinen Träumen heute Nacht lasse ich alle Ursachen und Wurzeln transformieren, die eine (dauerhafte) Verbindung mit der ›Göttlichen Liebe‹ einschränken oder blockieren.«

– »Heute Nacht werde ich Träume haben, die bewirken, dass mein Vertrauen in die ›Göttliche Liebe‹ schnell und sicher anwächst.«

Die eigentliche Traum-Nullpunkt-Heilung besteht aus folgendem Satz:

»In meinen Träumen heute Nacht wende ich erfolgreich die Nullpunkt-Heilung auf die Polarität ... (zum Beispiel ›Hässlich sein – wunderschön sein‹) an.«

Oder alternativ:

»Heute Nacht werde ich Träume haben, in denen ich die Nullpunkt-Heilung erfolgreich auf die Polarität ... (zum Beispiel ›Faul sein – fleißig sein‹) anwende.«

Natürlich sind dies alles nur Formulierungsbeispiele, die du für dich passend abändern kannst.

Wie? Wann? Wie oft? Wie lange? Dies sind sicherlich deine Fragen bezüglich der Anwendung. Leider gibt es, insbesondere was die beiden letzteren betrifft, keine allgemeingültigen Antworten.

Was das »Wie?« betrifft, so leg einfach die linke Hand auf die Mitte der Brust, atme einmal tief ein und aus und wiederhole das jeweilige »Mantra« laut, leise oder im Geiste.

Wann? Kurz vor dem Einschlafen ist die beste Zeit dazu. Es zusätzlich zwei- bis dreimal am Tag zu tun, und zwar im entspannten Zustand, ist sicherlich förderlich.

Wie oft? Sprich den Satz mindestens drei Mal hintereinander aus. Zehn Minuten lang vor dem Einschlafen ist eine bewährte Option – oder befrag diesbezüglich ganz einfach deine Intuition.

Mindestens vier Tage bzw. Nächte in Folge ist meine Antwort auf die Frage nach dem »Wie lange?«. Auch hier kann dir die intuitive Befragung eine passende Antwort liefern.

Beginne möglichst erst mit der nächsten Traumprogrammierung, wenn die vorherige abgeschlossen ist. Paralleles Arbeiten mit verschiedenen Sätzen ist kontraproduktiv. Akutfälle (zum Beispiel eine Erkältung) kannst du natürlich auch mal »dazwischenschieben«.

Wichtiger Hinweis

Die Traum-Nullpunkt-Heilung solltest du erst in Erwägung ziehen, wenn du die Nullpunkt-Heilung schon einige Male durchgeführt hast.

Die Traumprogrammierung ist in unserem Kulturkreis noch wenig bekannt und schon gar nicht erforscht. Bei einigen Naturvölkern ist sie jedoch schon seit Jahrhunderten integraler Bestandteil des täglichen Lebens.

Jeder erwachsene Mensch träumt in der Regel zwei bis drei Stunden pro Nacht, auch wenn er sich am Morgen an wenige oder auch gar keine Träume erinnert. Warum nicht diese Zeit gezielt nutzen?

Meine eigenen Erfahrungen mit der Traumprogrammierung und die Resultate lassen sich in vier Punkten zusammenfassen:

1. Das jeweilige Problem wurde nicht immer aufgelöst bzw. das Ziel erreicht. Ich muss jedoch auch sagen, dass ich dabei nicht gerade diszipliniert vorgegangen bin. Ich bin mir darüber hinaus sicher, dass ich so manche positive Veränderungen gar nicht bewusst mitbekam, da diese sehr subtil auf der unbewussten Ebene stattgefunden haben.

2. Man hat sehr, sehr interessante und spannende Träume, auch wenn sie manchmal, insbesondere wenn es um die Auflösung von Ursachen und Widerständen ging, nicht gerade schön waren.

3. Verbesserte Traumerinnerung: In der Regel konnte ich mich nach dem Aufwachen noch an mindestens einen Traum erinnern.

4. Einige Male führte die Programmierung zu einem »Klartraum«. Das ist ein Traum, in dem der Träumende sich bewusst ist, dass er träumt.

Ich wünsche dir viel Spaß beim Experimentieren!

Hallo, lieber Christian,
nochmals lieben Dank für das schöne und lehr-
reiche Wochenende. Deine vorgestellte NPH
war sehr eindrucksvoll. Bereits die zu Anfang
gestellte Frage »Wer bin ich?« oder die Themen
»Sein« und »Liebe« bringen schon einiges an
Veränderung, was man deutlich während des
Kurses spüren konnte. Meines Erachtens kann
diese Methode (NPH) nicht nur Glaubenssätze,
sondern auch andere Einflüsse (zum Beispiel
karmische) aufdecken. Ein Laie kann sicherlich
gut mit der Kurzversion (NPH-K) arbeiten. Bei
größeren Veränderungen oder Projekten mit
der Langversion sollte er jedoch, wenn möglich,
einen erfahrenen Berater zur Seite haben.
Ich persönlich werde mit beiden Varianten mit
Klienten arbeiten und freue mich schon auf Deine weiteren Ergänzungen zu dieser Methode.

Gabriele Bitterich
NPH-Seminarteilnehmerin,
energetische Heilerin und
Hypnoanalytikerin[43]

Kapitel 8

Nullpunkt-Heilung mit anderen

Die Nullpunkt-Heilung-Arbeit mit anderen setzt selbstverständlich ausreichend Selbsterfahrung mit der NPH und NPH-K voraus. Du solltest mindestens die Kapitel 2 bis 4 absolviert und, unabhängig davon, auch die Kurzform und ihre Variationen einige Male angewendet haben.

Ob du nun Familienangehörigen, Freunden, Bekannten, Klienten (Coachees) oder Patienten mit der Nullpunkt-Heilung bzw. deren Kurzform helfen möchtest, deine Aufgabe besteht im Wesentlichen darin, sie durch den Prozess zu führen. Nur bei Schritt 2 der Nullpunkt-Heilung (Ursachenforschung und Transformation) übernimmst du den aktiven Teil. Insbesondere darauf werde ich im Folgenden ausführlich eingehen, bevor ich zu allgemeineren Tipps, Anregungen und Hinweisen komme. Ich werde dabei, zur Vereinfachung, die Bezeichnung »Klient« verwenden.

Die Vorgehensweise bei der Nullpunkt-Heilung mit anderen

Schritt 1: Nehmen wir einmal an, es ginge um die Polarität »Mangel – Fülle«. Die Bodenanker sind ausgelegt. »Mangel« ist Pol 1 und »Fülle« Pol 2. Der Klient steht über »Mangel« und du direkt links von ihm, in seinem Energiefeld.

Schritt 2: Frag den Klienten, wie er sich auf diesem Pol fühlt. Gibt es irgendwelche Emotionen oder Körpergefühle, die »Mangel« bei ihm auslöst? Auf einer Skala von 0 bis 10 (0 bedeutet absolute Neutralität), wie hoch ist gegenwärtig sein Neutralitätsniveau?

Sag ihm anschließend, dass er sich für die Zeit, in der er hier steht, entspannen darf, so gut es geht. Sich »rauszuhalten« ist seine einzige Aufgabe. Wenn er möchte, kann er sich gern auf seinen Atem konzentrieren.

Die intuitive Ursachenforschung und Transformation ist nun deine Aufgabe.

Frag den Klienten zuvor jedoch, ob es für ihn okay ist, wenn du ihm die eine oder andere Antwort der Befragung mitteilst. Nicht nur, dass er sich damit in den Prozess eingebunden fühlt und es einer eventuellen Langeweile seinerseits vorbeugt, die Bewusstmachung mancher Informationen kann den Transformationsprozess unterstützen. Geh davon aus, dass du wissen wirst, welche Daten du ihm zu seinem Wohle preisgibst, und tu dies dann, indem du ihm einfach schilderst, was du wahrnimmst.

Weise ihn auch darauf hin, dass diese Informationen aus früheren Leben oder von irgendwelchen Bezugspersonen oder Ahnen stammen können, also nicht unbedingt aus *seiner jetzigen* Inkarnation stammen müssen.

Solltest du bei der einen oder anderen Frage das Gefühl haben, es wäre hilfreich, den Klienten nach seiner diesbezüglichen »Antwort« zu fragen, so tu dies.

Ich ziehe es vor, die Fragen so laut zu stellen, dass der Klient sie hören kann. Um nicht von der einen oder anderen überrascht zu werden, ist es hilfreich, wenn er sie bereits kennt. Da der Fokus auf ihm liegt, sollten die Fragen auch (jedenfalls am Anfang) seinen Namen enthalten, zum Beispiel: »Was ist der Hauptwiderstand von Michael gegen die Transformation von Mangel?« Oder: »Wie viele weitere Widerstände von Michael gegen die Transformation von Mangel gibt es noch?«

Bist du im »Fluss« und es ist klar, um wen es geht, dann kannst du auch auf den Namen verzichten.

Hinweis

Insbesondere wenn du die Fragen laut stellst, kann es zu heftigen Reaktionen beim Klienten kommen. In einem solchen Fall weise ihn an, die linke Hand auf die Brust zu legen und sich auf seinen Atem zu konzentrieren, während du die Transformationen vornehmen lässt.

Die Vorgehensweise bei der intuitiven Befragung und Transformation ist die gleiche wie bei der Selbstbehandlung: Du nimmst die »einarmige Gebetshaltung« ein, atmest einmal tief ein und aus, stellst die Frage und wartest.

Wenn nun negative oder positive Informationen (Bilder, Gedanken, Gefühle, Emotionen, Wörter, Sätze, Zahlen usw.) auftauchen (diese kannst du – wenn angezeigt – dem Klienten schilderst), klappst du einfach die Hand um (sodass die Handfläche auf der Brustmitte liegt), machst einen tiefen Atemzug, sagst laut, leise oder im Geiste:»*Transformieren*«, und konzentrierst dich auf zwei bis drei folgende tiefe Atemzüge.

Auch das »*Transformieren*« spreche ich so laut aus, dass es der Klient hören kann.

Des Weiteren mache ich gleich danach noch das Folgende: Sicherlich erinnerst du dich daran, dass ich dich bei Schritt 1 anwies, dich direkt links neben den Klienten zu stellen. Dies ist nur wichtig, wenn du, was das Transformieren in Schritt 2 betrifft, nach der folgenden Anregung vorgehen möchtest.

Da die linke Hand dabei auf der Brust liegt, hast du mit der rechten die Möglichkeit, den Transformationsprozess zu unterstützen. Dies kannst du tun, indem du sie (die offene Handfläche weist im Abstand von ein paar Zentimetern zum Rücken des Klienten) zwei- bis dreimal ohne Berührung beim Einatmen vom Steißbein über das Rückgrat bis zum Kopfende nach oben und beim Ausatmen den gleichen Weg wieder nach unten bewegst. Die Handfläche gleitet dabei jeweils über die Mittellinie des Klienten. Sollte dieser so groß sein, dass du nur mit Mühe (oder einer Leiter) mit der rechten Hand sein Kopfende erreichst, so ist auch eine Bewegung bis zum Nacken ausreichend.

Es gibt einige Punkte, die für diese (optionale) Vorgehensweise sprechen:

– Der Klient nimmt (unbewusst) die Bewegungen deiner Hand wahr, was sein Vertrauen in den Transformationsprozess unterstützt. Das Vorgehen gleicht für ihn nun eher einer Be-hand-lung.

- Für dich selbst ist es eine weitere Hilfe bei der Konzentration auf den Atem und damit beim Raushalten.
- Auf der Mittellinie des Körpers befinden sich nicht nur wichtige Energiekanäle (Meridiane), sondern auch die Zentren der Chakren. Mit der Auf- und Abwärtsbewegung deiner rechten Hand bringst du diese, was die erhaltenen Informationen betrifft, ins Gleichgewicht. Die Energie, die du dafür verwendest (die Handchakren sind mit dem Herzchakra verbunden), ist die gleiche, die die Transformation bewirkt – die »Göttliche Liebe«. Also – lächeln nicht vergessen.

Nach der Transformation der sechs Polaspekte frag den Klienten erneut, wie er sich auf Pol 1 (Mangel) fühlt und wie hoch seine Neutralität *jetzt* diesbezüglich ist.

Insbesondere wenn diese noch nicht auf »0« ist, mach ihn darauf aufmerksam, dass es für etwaige Restladungen noch den Verschmelzungsschritt gibt, und geht dann über zu Pol 2 (Fulle). Die Vorgehensweise ist hier die gleiche wie beim 1. Pol.

Schritt 3: Den Klienten durch den abschließenden Verschmelzungsprozess (Variante A oder B von Schritt 3 des Nullpunkt-Heilung-Grundrezepts) zu führen ist hier deine Aufgabe. Es spricht auch nichts dagegen, wenn du einfach mitmachst. Orientiere dich dabei am Tempo des Klienten.

Schritt 3 ist auch die Vorgehensweise, wenn du die Nullpunkt-Heilung-Kurzform (NPH-K) oder eine der NPH-K-Variationen in der Polaritätsarbeit mit Klienten, Freunden usw. oder auch Gruppen verwendest.

> ## Tipp
>
> Ich bin schon ausführlich darauf eingegangen, wie hilfreich es ist, bei der intuitiven Befragung und auch Transformation im Jetzt zu sein, und auch das Denken dabei kontraproduktiv ist. Solltest du, was diese beiden Punkte betrifft, einmal Schwierigkeiten haben, ob nun bei der NPH-Arbeit mit dir selbst oder anderen, so schlage ich dir Folgendes vor:
>
> *Schnell ins Jetzt:* Führe *vor* Schritt 2 die NPH-K mit »Vergangenheit – Zukunft« durch.
>
> *Schnell raus aus dem Denken:* Wende gleich danach die NPH-K auf »Nicht denken – denken« an.

Allgemeine Tipps, Anregungen und Hinweise

Die Nullpunkt-Heilung ist eine neue Art des Coachings. Nicht alle deine Klienten werden sofort mit der Polaritätsarbeit auf der spirituellen Ebene einverstanden sein. Deine Aufgabe ist es in einem solchen Fall, dem Klienten neben dem Vermitteln der Grundprinzipien (Kapitel 1) zu verdeutlichen, dass die resultierenden positiven Veränderungen auf dieser höchsten Ebene seine aktuellen individuellen Probleme ebenfalls positiv beeinflussen werden.

Des Weiteren ist es wichtig, schon zu Beginn das spirituelle Glaubenssystem des Klienten kennenzulernen: Glaubt er an so etwas wie eine höhere Macht? Ist er wenigstens offen für die Möglichkeit ihrer Existenz? Wie bezeichnet *er* diese?

Notiere diesen Ausdruck und verwende ihn immer, wenn du auf diese (»göttliche«) Energie zu sprechen kommst. Bezeichnungen wie »Gott«, »das Göttliche« oder »Göttliche Liebe« könnten zu Widerständen beim Klienten führen.

Führe ihn jeweils einmal durch die drei »Verbindungs-übungen« aus Kapitel 2: »Wer bin ich?«, »Sein« und »Liebe«. Bei welcher der drei Möglichkeiten spürt er die Verbindung am intensivsten? Ist er bereit, diese bis zum nächsten Mal noch fünfmal zu Hause zu wiederholen?

Am Ende des ersten Termins, oder noch besser zu Be-ginn des zweiten, könntest du auch noch das »Fingerwach-sen-Experiment« gemeinsam mit ihm durchführen (siehe »Ein kleines Experiment« in Kapitel 2). Bei den nächsten »Sitzungen« könntet ihr dann mit der Nullpunkt-Heilung die vier Polaritäten auf der spirituellen Ebene (Kapitel 4) bearbeiten:

1. »Veränderung – Stillstand«,
2. »Nichtglaube – Glaube«,
3. »Getrennt sein – eins sein« und
4. »Vertrauen – nicht vertrauen«.

Danach sollte der Klient mit dem Verschmelzungsprozess bzw. der Nullpunkt-Heilung so weit vertraut sein, dass er sie zur Stabilisierung der Sitzungsergebnisse anwenden kann. Zwei bis vier Wochen NPH-Sitzungspause sind da-zu sicher ausreichend.

Sollte der Klient danach noch weitere Termine wün-schen, so sind die Polaritäten »Vergangenheit – Zukunft«

und »Mangel – Fülle« eine gute Wahl, bevor ihr euch, wieder nach einer zwei- bis vierwöchigen Pause, den spezifischen Problemen bzw. Zielen widmet. In Kapitel 5 und 6 findest du alles, was du hierzu benötigst.

Sollte der Klient diesen »langen Weg«, auch nachdem du ihn auf dessen Vorteile aufmerksam hast, nicht wünschen, so beginne mit Polaritäten, für die du seine Erlaubnis hast. Wenn du für solcherart Vorschläge deinerseits deine Intuition verwendet, so liegst du in der Regel damit goldrichtig.

Selbst wenn die Gegensätzlichkeiten in den ersten Sitzungen ausnahmslos auf der problem- oder zielspezifischen Ebene liegen sollten, so werden die positiven Resultate das Vertrauen des Klienten in die Nullpunkt-Heilung stärken und damit eventuell auch die Bereitschaft für den »langen Weg«.

Freie Nullpunkt-Heilung (F-NPH)

Zum Abschluss dieses letzten Kapitels möchte ich dir noch eine NPH-K-Variation vorstellen, die sich in einem meiner Nullpunkt-Heilung-Seminare als sehr effektiv erwiesen hat. Da man dabei auf *vorgegebene* Polaritäten verzichtet, nenne ich sie »Freie Nullpunkt-Heilung«, »Freie NPH« bzw. »F-NPH«.

Nehmen wir einmal an, dein Klient fühlt sich einsam und hat den Wunsch nach einer neuen Partnerschaft.

In einem ersten Gespräch erörtert ihr die Hauptaspekte, die diesem Ziel im Weg stehen könnten. Dabei achtest du insbesondere auf Glaubenssätze des Klienten in Bezug auf sich selbst und Partnerschaft im Allgemeinen. Dieser macht beispielsweise folgende Aussagen:

1. »Eine Beziehung zu einer Frau kann ich mir gar nicht mehr vorstellen.«
2. »Eine Partnerschaft würde mich glücklich machen.«
3. »In einer Partnerschaft fühle ich mich gefangen.«
4. »Dafür bin ich zu alt.«
5. »Frauen wollen humorvolle, attraktive und reiche Männer.«[*]

Mit diesen fünf Aussagen hast du nun sieben Aspekte, mit denen du arbeiten kannst. Als Polaritäten würden diese so aussehen:

1. »Nicht vorstellen können – vorstellen können«,
2. »Unglücklich sein – glücklich sein«,
3. »Gefangen sein – frei sein«,
4. »Alt sein – jung sein«,
5. »Humorlos sein – humorvoll sein«,
6. »Unattraktiv sein – attraktiv sein« und
7. »Arm sein – reich sein«.

Notier diese Polaritäten und entscheide dann intuitiv die Reihenfolge, in der ihr sie bearbeiten werdet.

Vorgehen könntest du wie bei der Langversion des »Easy LOA«, doch versuch es einmal mit folgender Alternative:

---

[*] Auch dieser letzte Glaubenssatz sagt viel darüber aus, wie der Klient sich selbst sieht.

Nehmen wir einmal an, die Reihenfolge wäre dieselbe, wie ich sie oben beschrieben habe. Mit »Nicht vorstellen können – vorstellen können« würdet ihr beginnen.

Das Thema bei allen Polaritäten ist »Partnerschaft«. Mit diesem im Hinterkopf führt der Klient nun Schritt 4 der NPH-K mit »Nicht vorstellen können – vorstellen können« durch. Danach geht er jedoch *nicht* wieder an den Ausgangspunkt zurück, sondern macht Schritt 4 der NPH-K mit »Unglücklich sein – glücklich sein« auf der Stelle der Synthese von »Nicht vorstellen können – vorstellen können«. Nach diesem Muster werden nun die übrigen sechs Polaritäten bearbeitet (siehe auch Abbildung 44).

Frag den Klienten nach der letzten (»Arm sein – reich sein«), wie er sich nun hinsichtlich seines Ziels (Partnerschaft) fühlt. Sollte er das Ergebnis noch nicht als »rund« empfinden, so liegt dies in der Regel an weiteren Aspekten, mit denen ihr in der gleichen Art und Weise fortfahren könnt.

Die Bearbeitung des Ziels (Partnerschaft) ist die eine Seite der Medaille. Wirklich gründlich bearbeitet ist das ganze Thema allerdings erst, wenn auch das Problem (Einsamkeit oder Alleinsein) behandelt ist.

Die Vorgehensweise dabei ist die gleiche. Da sich Ziel- und Problemaspekte oft überschneiden, ist der Aufwand bei der gegensätzlichen Seite meist geringer.

Dies gilt natürlich ebenfalls für den umgekehrten Fall, wenn ihr euch zu Beginn für den »Problemeinstieg« entscheidet.

Ob nun im Coaching, in der Therapie, mit Gruppen, im Familien-, Freundes- oder Bekanntenkreis – die Nullpunkt-Heilung ist eine wundervolle Möglichkeit, andere

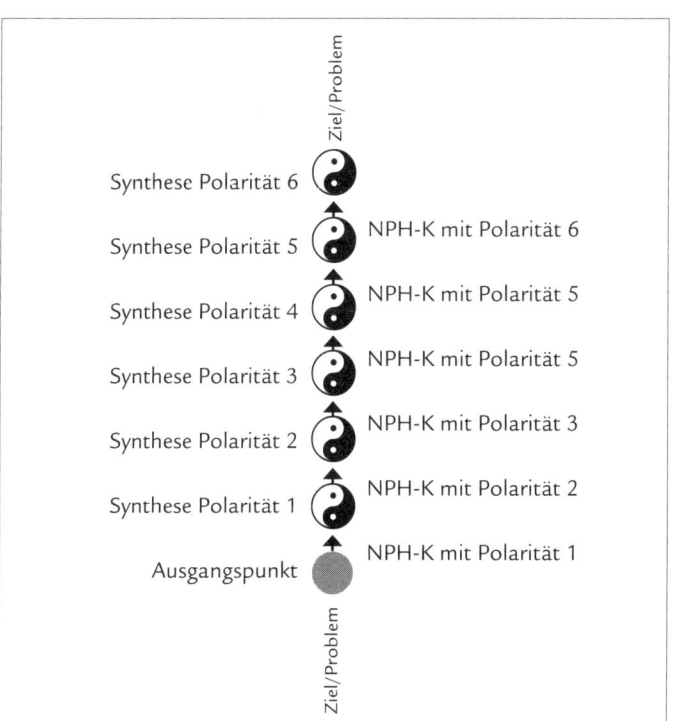

Abbildung 44

bei ihrer Persönlichkeitsentwicklung zu unterstützen. Über kurz oder lang wird dann vielleicht nicht alles, aber vieles klar!

Die Nullpunkt-Heilung ist meiner Ansicht nach sehr intelligent und weise aufgebaut, weil sie zwei essenzielle Bereiche zum Inhalt hat, und zwar erstens die bewusste Verschmelzung der Polaritäten, wodurch sich etwas wunderbares Neues ergibt. Aus dem Yin-Yang-Symbol entsteht praktisch ein Symbol der Heilung. Zweitens ist die intuitive Befragung bei der NPH eine wichtige Voraussetzung für die Intensität, Tiefe und Dauerhaftigkeit des Endergebnisses.

Allein schon mit der NPH-K machte ich folgende Erfahrung. Bei einem Autokauf lief vieles falsch: Mir wurde das verkehrte Auto geliefert, und die Händler stellten sich quer, was die Lösung des Problems betraf.

Als mich Christian während eines NPH-Seminars mit der NPH-K »behandelte«, gingen wir auf verschiedene diesbezügliche Polaritäten ein, zum Beispiel auf die Aspekte Wertschätzung und Vertrauen. Bei der Verschmelzung dieser Gegensätzlichkeiten erlebte ich einen Flash von Leichtigkeit, Glück und Gelassenheit, einen tiefen Zustand des Seins: »Alles ist gut.«

Zwei Tage später gingen die Händler nicht nur auf alle meine Forderungen ein, ich erhielt sogar ein weitaus besseres und exklusiveres Auto als das bestellte und sparte dabei im Endeffekt noch über 6000 Euro.

Bei mir hat NPH wunderbar funktioniert, und ich kann es wärmstens empfehlen.

Rainer Fath, NPH-Seminarteilnehmer,
Spiegelgesetztrainer und EFT-Berater

Nachwort

»Wenn es gar so dunkel ist in deinem Leben, sieh doch einmal nach, ob es nicht am Ende daher kommt, dass alle deine Fensterläden zu sind.«

JOHANNES KEPLER

Johannes Kepler hat bei dieser Aussage wohl nicht an Polaritäten gedacht, doch könnte man deren einseitige Betrachtung, bildlich gesehen, nicht auch mit geschlossenen Fensterläden vergleichen? Und bringt nicht jede Auflösung einer Gegensätzlichkeit etwas mehr Licht ins Leben?

Die Nullpunkt-Heilung ist ein machtvolles Instrument, positive Veränderungen in allen Bereichen des Lebens zu initiieren.

Auch wenn ich mich wiederhole, so ist dir dieses Buch jetzt und überhaupt zugefallen, weil du gerade nun bereit bist für ein Leben mehr im Augenblick, mehr im Frieden, mehr im Vertrauen und mehr oder wieder in Verbindung mit dem Göttlichen.

All dies ist momentan für dich vorgesehen, angeordnet von der höchsten Instanz. Ob die Nullpunkt-Heilung dabei eine entscheidende oder eher nebensächliche Rolle spielt – nun, die Zeit wird es offenbaren.

Sicher erinnerst du dich noch an das »Vertrauenssystem«

aus der Einleitung. Wenn du schon einige »Nullpunkt-Heilungen« hinter dir hast, so wirst du sicherlich heute feststellen, dass einige der Vertrauenssätze jetzt mehr Gültigkeit für dich haben bzw. du kongruenter mit ihnen bist als »damals«. Ist dies nicht schon allein eine tolle Motivation, weiter dranzubleiben?

Vielleicht hast du ja aber auch erst einmal das Buch bis hierher »nur« gelesen und stehst nun vor der Entscheidung, ob du der Nullpunkt-Heilung eine Chance geben sollst oder nicht.

Egal, was du tust, ist, was geschehen soll. Egal, welchen Weg du wählst und gehst, es ist der richtige.

Der Weg ins Vertrauen ist mit etwas Arbeit deinerseits verbunden – alle weiteren werden jedoch davon in großem Maße profitieren.

Die Zeit, die dich dies »kostet«, ist dabei weniger eine Investition in die Zukunft, sondern ins – *Jetzt.*

Kontrolle ist gut – Vertrauen ist besser.

Herzlichen Dank und alles Gute!
Christian

»Gott, gib mir die Gelassenheit, Dinge hinzunehmen,
die ich nicht ändern kann,
den Mut, Dinge zu ändern, die ich ändern kann,
und die Weisheit, das eine vom anderen zu unterscheiden.«

REINHOLD NIEBUHR

Dank

Mein Dank gilt all den NPH-Seminarteilnehmern und -teilnehmerinnen, die die Nullpunkt-Heilung durch ihre Anregungen und ihr Feedback mit entwickeln halfen.

Ich danke meinen Lehrern Anthony Robbins, Petra Müller, Hans-Harro Franke, Fred P. Gallo, Gary H. Craig, Maya de Vries, Rudolf Kaufmann, Roland Kenzler, Roy Martina, Chunyi Lin, Arjuna Ardagh und allen anderen, die wichtige Mosaiksteinchen zu diesem Buch beitrugen.

Besonders danken möchte ich meinem lieben Freund Rainer Fath, der mein Vertrauen in mein NPH-Konzept wesentlich gestärkt hat.

Danke Goran Kikic für das tolle Vorwort und deine Unterstützung.

Für sein Vertrauen danke ich dem Arkana Verlag, bei dem ich mich jetzt schon seit 2006 und vier Büchern sehr wohl fühle.

Mein Dank geht auch an dich, liebe Leserin, lieber Leser, für dein Vertrauen und dein Mitwirken am Projekt Goldenes Zeitalter.

Last, but not least danke ich meinen Bekannten und Freunden für die hilfreiche Unterstützung und insbesondere natürlich meiner Familie.

Mama, dieses Buch widme ich dir!

Anhang

Die Fragen der Nullpunkt-Heilung

»Pol 1«

a) Widerstand gegen die Transformation

Erste Frage (an das Göttliche): *»Was ist der Hauptwiderstand gegen die Transformation von ... (Pol 1)?«*

Zweite Frage: *»Wie viele weitere Widerstände gegen die Transformation von ... (Pol 1) gibt es noch?«*

b) Erfahrungen

Erste Frage: *»Was ist die Ursprungserfahrung bezüglich ... (Pol 1)?«*

Zweite Frage: *»Wie viele geladene Erfahrungen bezüglich ... (Pol 1) gibt es noch?«*

c) Karmische Einflüsse

Frage: *»Gibt es karmische Einflüsse bezüglich ... (Pol 1)?«*

Hier gibt es keine zweite Frage.

d) Emotionen

Erste Frage: *»Was ist die Hauptemotion bezüglich ... (Pol 1)?«*

Zweite Frage: *»Wie viele weitere Emotionen gibt es noch bezüglich ... (Pol 1)?«*

e) Vorteile/Nachteile

Vorteile:
Erste Frage: »*Was ist der Hauptvorteil bezüglich … (Pol 1)?*«
Zweite Frage: »*Wie viele weitere Vorteile gibt es noch bezüglich … (Pol 1)?*«

Nachteile:
Erste Frage: »*Was ist der Hauptnachteil bezüglich … (Pol 1)?*«
Zweite Frage: »*Wie viele weitere Nachteile gibt es noch bezüglich … (Pol 1)?*«

f) Restladungen

Sprich die Bezeichnung … (Pol 1) laut aus und lass alle aufkommenden Informationen, negative wie auch positive, transformieren. Dies wiederholst du so lange, bis sich … (Pol 1) für dich neutral anfühlt, du mit ihm in Frieden bist.

»Pol 2«

a) Widerstand gegen die Transformation

Erste Frage: »*Was ist der Hauptwiderstand gegen die Transformation von … (Pol 2)?*«
Zweite Frage: »*Wie viele weitere Widerstände gegen die Transformation von … (Pol 2) gibt es noch?*«

b) Erfahrungen

Erste Frage: »*Was ist die Ursprungserfahrung bezüglich … (Pol 2)?*«
Zweite Frage: »*Wie viele geladene Erfahrungen bezüglich … (Pol 2) gibt es noch?*«

c) Karmische Einflüsse

Frage: *»Gibt es karmische Einflüsse bezüglich … (Pol 2)?«*
Hier gibt es keine zweite Frage.

d) Emotionen

Erste Frage: *»Was ist die Hauptemotion bezüglich … (Pol 2)?«*
Zweite Frage: *»Wie viele weitere Emotionen gibt es noch bezüglich … (Pol 2)?«*

e) Vorteile/Nachteile

Vorteile:
Erste Frage: *»Was ist der Hauptvorteil bezüglich … (Pol 2)?«*
Zweite Frage: *»Wie viele weitere Vorteile gibt es noch bezüglich … (Pol 2)?«*

Nachteile:
Erste Frage: *»Was ist der Hauptnachteil bezüglich … (Pol 2)?«*
Zweite Frage: *»Wie viele weitere Nachteile gibt es noch bezüglich … (Pol 2)?«*

f) Restladungen

Sprich die Bezeichnung … (Pol 2) laut aus und lass alle aufkommenden Informationen transformieren. Dies wiederholst du so lange, bis sich … (Pol 2) für dich neutral anfühlt, du mit ihm in Frieden bist.

Polaritätenliste

»Abhängigkeit – Freiheit«

»Abstoßung – Anziehung«

»Aktiv – passiv«

»Alt sein – jung sein«

»Angriff – Rückzug«

»Angst – Vertrauen«

»Annehmen – ablehnen«

»Anspannung (Stress) – Entspannung«

»Antipathie – Sympathie«

»Arbeitslos sein – Arbeit haben«

»Authentisch sein – nicht authentisch sein«

»Chaos – Ordnung«

»Depression – Begeisterung«

»Dick sein – dünn sein«

»Dunkelheit – Licht«

»Egoismus – Selbstlosigkeit«

»Einsam – zu zweit«

»Erfolglos sein – erfolgreich sein«

»Ernsthaftigkeit – Ausgelassenheit«

»Erschaffen – zerstören«

»Extravertiert – introvertiert«

»Geduld – Ungeduld«

»Gönnen – nicht gönnen«

»Gott hasst mich – Gott liebt mich«

»Gut – schlecht (böse)«

»Hoffen – bangen«

»Krankheit – Gesundheit«

»Krieg – Frieden«

»Leer sein – erfüllt sein«

»Loslassen – festhalten«

»Macht – Ohnmacht«

»Machtlos sein – machtvoll sein«

»Mann – Frau«

»Nehmen – geben«

»Nein (sagen) – Ja (sagen)«

»Nicht verstehen – verstehen«

»Nicht wissen – wissen«

»Nichtraucher sein – Raucher sein«

»Pessimist – Optimist«

»Recht – Unrecht«

»Reichtum – Armut«

»Schmerz – Genuss«

»Schuldig sein – unschuldig sein«

»Schwach sein – stark sein«

»Schwarz – weiß«

»Selbstliebe – Selbsthass«

»Single sein – Partnerschaft«

»Sterben – leben«

»Täter – Opfer«

»Tod – Leben«

»Trauer (Leid) – Freude«

»Tun – nicht tun«

»Unfähig sein – fähig sein«

»Unglücklich sein – glücklich sein«

»Unterwerfung – Rebellion«

»Versager – Gewinner«

»Vertrauen – Kontrolle«

»Wertvoll sein – wertlos sein«

Literatur und Links

Ardagh, Arjuna: *Die lautlose Revolution*, Kamphausen, Bielefeld 2006

Kikic, Goran: *Raus aus der Krise, rein ins Glück*, Books on Demand 2012

Lin, Chunyi: *Du kannst heilen*, Arkana, München 2006

Mangan, James T.: *Das Geheimnis der vollkommenen Lebensführung*, Parker, o. O. 1963

Reiland, Christian: *EFT. Klopfakupressur für Körper, Geist und Seele*, Goldmann, München 2011

–, *LOA. Das Gesetz der Anziehung*, Arkana, München 2008

–, *Lass los und finde das Glück in dir*, Arkana, München 2010

Slavinski, Živorad Mihajlović: *PEAT*. Deutsche Übersetzung (Download) unter www.arelena.com

Tolle; Eckhart: Jetzt! Die Kraft der Gegenwart. Ein Leitfaden zum spirituellen Erwachen, Kamphausen, Bielefeld 2000

Die Weisheitsgeschichten habe ich auf der Website: *www.lorbergesellschaft.de* gefunden.

Links

Internetseiten des Autors und Kontakt:
www.christianreiland.de
www.nullpunktheilung.de
www.eftforall.de
E-Mail: *info@eft4all.de*
Forum des Autors:
www.loa-forum.de
Weisheitsgeschichten: *www.lorber-gesellschaft.de*
Wikipedia-Enzyklopädie: *http://de.wikipedia.org*
Zitate: *www.psp-tao.de*
Viele Grafiken (Public Domain) aus der »Open Clip Art Library« bilden die Grundlage für die Grafiken in diesem Buch: *www.openclipart.org*

Anmerkungen

1 http://awakeningcoachingtraining.com.

2 http://www.dreiheit-matrix.de.

3 Diese und auch einige andere Weisheitsgeschichten in diesem Buch habe ich auf der Website der Lorber-Gesellschaft gefunden: http://www.lorber-gesellschaft.de/lg310.htm.

4 http://www.lorber-gesellschaft.de/lg310.htm.

5 Marcel Geisser: *Die Buddhas der Zukunft*, Kösel, München 2003, S. 70.

6 http://www.welt.de/die-welt/kultur/article8423718/Wie-Gott-das-Gehirn-der-Glaeubigen-ruhigstellt.html.

7 http://www.lorber-gesellschaft.de/lg310.htm.

8 Deepak Chopra: *Die heilende Kraft*, Knaur, München 1995, S. 329.

9 Serge Kahili King: *Instant Healing Jetzt! – Ganzheitliche Methoden, um sich schnell von Schmerz und Leid zu befreien*, J. Kamphausen, Bielefeld 2009.

10 Safi Nidiaye: *Das Tao des Herzens*, Heyne, München 2003, S. 51.

11 http://www.zitate-aphorismen.de.

12 Marcel Proust: *Auf der Suche nach der verlorenen Zeit*. Bde. 1–3, Suhrkamp, Frankfurt 2000, S. 3944.

13 Ralph Waldo Emerson: *Ausgewählte Texte*, Goldmann, München 1987, S. 127.

14 http://de.wikipedia.org/wiki/Apokalypse.

15 http://www.lorber-gesellschaft.de/lg310.htm.

16 http://www.youtube.com/watch?v=slZzT5fcFsM.

17 http://www.zeitzuleben.de/2700-das-geheimnis-der-zufriedenheit.

18 Wayne Dyer: *Ändere deine Gedanken und dein Leben ändert sich*, Goldmann Arkana, München 2008, S. 30.

19 http://www.spiritual-technology.com/wp_spirit_ger/
   ?p=89.

20 Einen interessanten Online-Artikel zu Roberto Assagiolis
   Synthese-These findest du unter: http://www.sein.de/
   geist/therapie/2009/die-balance-und-synthese-von-
   gegensaetzen.html.

21 http://www.spiritual-technology.com/wp_spirit_eng/
   ?p=82.

22 Peter Schellenbaum: *Nimm deine Couch und geh! Heilung
   mit Spontanritualen*, dtv, München [4]2002, S. 75.

23 Safi Nidiaye: *Das Tao des Herzens*, Heyne, München 2003,
   S. 25.

24 Gerald G. Jampolsky: *Lieben heißt die Angst verlieren*,
   Goldmann, München 1987.

25 http://www.sein.de/geist/weisheit/2010/das-herz–unser-
   zweites-gehirn.html.

26 Louise L. Hay: *Meine innere Weisheit. Meditationen für
   Herz und Seele*, Lüchow, Berlin 2002, S. 92.

27 http://www.psp-tao.de.

28 http://makeitsosuccess.com/trustfactor.pdf.

29 http://www.lorber-gesellschaft.de/lg310.htm.

30 Krishnamurti: *Krishnamurti 100 Jahre*, Evelyne Blau (Hg.),
   Aquamarin, Grafing 1995, S. 63.

31 http://www.lorber-gesellschaft.de/lg310.htm.

32 http://zitate.net/salvador%20dali.html.

33 http://www.psychophysik.com/html/re022-illusion-
   materie.html.

34 Allan Combs und Mark Holland: *Die Magie des Zufalls*,
   Rowohlt, Reinbek bei Hamburg, 1992, S. 63.

35 Aus *Star Wars V:* »Das Imperium schlägt zurück«.

36 Marco Aldinger: *»Was ist die ewige Wahrheit?« »Geh
   weiter!«*, Herder, Freiburg 1998, S. 137.

37 Joachim-Ernst Berendt: *Das Leben – ein Klang*, Knaur,
   München 1998, S. 203.

38 Leider finde ich diesen Artikel nicht mehr im Internet. Ein
   kurzes Video in englischer Sprache zum Thema »We are not

separate« mit Hale Dwoskin findest du unter: http://www.
youtube.com/watch?v=1PRWzNIN3bQ.

39 http://www.lorber-gesellschaft.de/lg310.htm.

40 Peter Schellenbaum: *Nimm deine Couch und geh! Heilung
mit Spontanritualen,* dtv, München [4]2002, S. 65.

41 Thich Nhat Hanh: *Thich Nhat Hanh über das Wesen des
Glücks,* Jean-Pierre und Rachel Cartier (Hg.), O. W. Barth,
München 2006, S. 135.

42 Ralph Waldo Emerson: *Ausgewählte Texte,* Goldmann,
München 1987, S. 138.

43 www.energie-des-lebens.eu.

Das Gesetz der Anziehung – wie es wirklich funktioniert

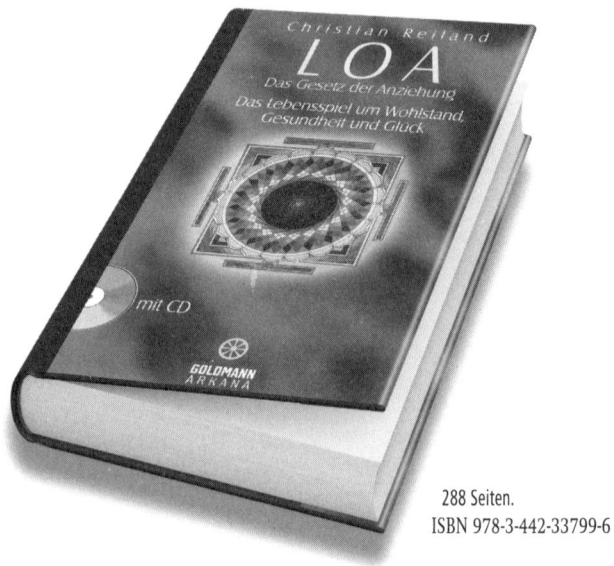

288 Seiten.
ISBN 978-3-442-33799-6

»LOA« ist die Abkürzung von »Law of Attraction« (»Gesetz der Anziehung«). Dieses Gesetz besagt, dass wir stets genau die Dinge in unser Leben ziehen, mit denen wir uns in derselben energetischen Schwingung befinden. Positives Denken, so Christian Reiland, funktioniert nur in Verbindung mit positivem Fühlen, durch das die Gedanken energetisch aufgeladen werden. Reiland zeigt Wege, wie man eingefahrene Denk- und negative Verhaltensmuster überwindet. Statt nur kurzfristige Besserung der Symptome anzusteuern, setzt er auf nachhaltige Persönlichkeitsveränderung.

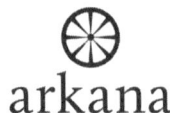

arkana